国家心血管病中心专家答疑丛书

U0220358

心脏瓣膜病专家解读 237 问

主 编 王 巍

中国协和医科大学出版社

图书在版编目（CIP）数据

心脏瓣膜病专家解读 237 问 / 王巍主编. —北京：中国协和医科大学出版社，2016.1

（国家心血管病中心专家答疑丛书）

ISBN 978-7-5679-0388-3

Ⅰ. ①心… Ⅱ. ①王… Ⅲ. ①心脏瓣膜疾病-诊疗-问题解答 Ⅳ. ① R542.5-44

中国版本图书馆 CIP 数据核字（2015）第 158442 号

国家心血管病中心专家答疑丛书

心脏瓣膜病专家解读 237 问

主　　编：王　巍
责任编辑：吴桂梅

出版发行：**中国协和医科大学出版社**
　　　　　（北京东单三条九号　邮编 100730　电话 65260431）
网　　址：www. pumcp. com
经　　销：新华书店总店北京发行所
印　　刷：中煤（北京）印务有限公司

开　　本：710×1000　　1/16 开
印　　张：6.75
字　　数：65 千字
版　　次：2016 年 1 月第 1 版
印　　次：2019 年 3 月第 5 次印刷
定　　价：19.00 元

ISBN 978-7-5679-0388-3

（凡购本书，如有缺页、倒页、脱页及其他质量问题，由本社发行部调换）

心脏瓣膜病专家解读 237 问

主　　编：王　巍
副主编：郑　哲　谢涌泉
编　　者：王　维　王　德　严　华

作 者 简 介

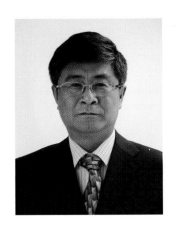

王巍，男，中国医学科学院阜外医院外科系统管理委员会主任、主任医师、教授、博士研究生导师。1984年8月毕业于北京医学院医学系后分配到中国医学科学院阜外医院工作。历任住院医师、主治医师、副主任医师和主任医师。师从我国著名心血管外科专家郭加强教授攻读博士研究生并获得医学博士学位。先后到日本兵库医科大学、美国田纳西大学医学院和美国加州大学洛杉矶分校医学院进修学习和做博士后研究员。兼任中华医学会胸心血管外科学分会第八届委员会常务委员、中国医师协会心血管外科医师分会第四届委员会常务委员及介入专业委员会主任委员、北京医学会心外科专业委员会副主任委员、北京医学会器官移植专业委员会委员。中国医学装备协会专家数据库专家，《中国循环杂志》常务编委，教育部留学回国人员科研启动基金评审专家。参与了卫生部医疗行业价格规范和移植规范的制定。"十一五"期间承担科技部"支撑计划"和"863"重大课题各一项。"十二五"期间承担"863"重大课题一项，国家自然科学基金课题一项。2009年获中华医学二等奖一项，2010年获教育部科学技术进步一等奖一项，国家科学技术进步二等奖一项，2011年获国家科学技术进步二等奖一项，2014年获北京市科学进步三等奖一项，华夏医学科技奖三等奖一项。

专业特长：在瓣膜成形及替换、晚期心脏病、心衰、心脏移植、冠心病以及房颤射频消融等疾病的治疗方面有较深入的研究。在国内较早参与心脏不停跳和小切口微创搭桥，较早开展了ECMO的应用与推广。全腔镜下射频消融治疗心房颤动。对伴有肺动脉高压的先天性心脏病的治疗具有丰富经验。

前　言

　　心脏瓣膜疾病是心血管病之中的多发病种，治疗方法以外科治疗为主。全国每年的心脏瓣膜病手术数以万计，2013年仅中国医学科学院阜外医院外科就完成3800例心脏瓣膜外科手术。近年来，随着介入技术的发展，心脏瓣膜外科的介入治疗方兴未艾，越来越多的瓣膜病患者得到救治。

　　众所周知，在医学领域存在着医生和患者的信息严重不对称。在与患者的接触中，我们的医护人员普遍感觉到近年来随着互联网医疗的普及，患者对于自身疾病都有一定程度的认识，比如患者常常可以提出"我的瓣膜是修复还是置换，用哪种方法好，我的瓣膜能修复吗，如果换瓣用哪种瓣膜好，我现在不手术可以吗？"等诸如此类的问题，甚至某些如"我的瓣膜除了做外科手术能否做微创或者介入治疗，两种方法的优缺点"等涉及学科前沿的问题也屡见不鲜，从中可见我们面对的患者所掌握的信息量越来越大。但限于网上医学知识来源的途径不一，患者往往似懂非懂，对我们的临床工作产生误解，意味着他们的问题不但不会减少，反而会越来越多，尤其是某些比较"较真"的患者，这就需要我们更加耐心的沟通。

　　然而限于外科工作的繁忙和每位医生的沟通方式不同，患者及家属的知识和理解能力也参差不齐，在极为有限的时间内的沟通效果往往不尽如人意，而且很多时候是效率低下的重复解释，这直接影响患者的就医体验，甚至导致医疗纠纷。心脏瓣膜病患者术后会遇到很多带有共性的问题，比如华法林服用过量或者不足、术后恢复的注意事项、哪些是常见的现象等，这些问题往往导致患者的困惑甚至是恐慌，由于各地医疗条件的限制却得不到及时的解答。患者理解医生临床工作的不易，所以常常问我们有没有中国医学科学院阜外医院自己编纂的科普书籍可以供心脏瓣膜病患者自我学习。

有鉴于此，中国医学科学院阜外医院外科成人中心的医生们，搜集平日医疗实践中患者带有普遍性的问题，编写了这本手册，从而填补了中国医学科学院阜外医院建院 60 年来这方面的空白。全书文字尽量少使用专业术语，本着为患者答疑解惑的目的，采用问答形式，依据来我院就医的流程安排问题次序，尽可能地贴近患者的就医体验。

本书主要涉及以下内容：

1. 患者住院前需要掌握的心脏瓣膜病外科治疗的背景知识。

2. 住院以后会遇到的问题。

3. 出院后的常见问题，重点是华法林的相关知识和术后康复、复查。

本书定位于促进医患沟通的科普书籍，因此，切勿将书中的解答完全等同于真正的临床治疗。患者的问题总是很多，我们的解答难免挂一漏万，敬请广大患者和医务工作者批评指正。

王 巍

2015 年 10 月

目 录

一、住院前问题

1. 正常心脏的位置与外形如何？

心脏是人体内泵血的器官，类似汽车的发动机，重约 300 克，约占人体重量的 0.5%。一百多年来，医学科研人员通过大量的人体解剖发现，心脏位于胸腔内、食管气管前、膈肌以上、两肺之间，约有 2/3 在中线左侧，1/3 在中线右侧，前方是胸骨和肋骨，因而心脏受到有力的保护。心脏的形状近似桃子，这颗桃子的尖端称作心尖，指向左前下方，底朝右后上方。因此，心脏在胸腔内是倾斜的，心尖可自由活动，在左侧乳头附近可以触到心尖的搏动。

2. 正常心脏的内部结构如何？

心脏分为四个腔，后上部为左、右心房，二者之间借房间隔分开；前下部为左、右心室，二者之间隔以室间隔。在正常的心脏里面，房间隔与室间隔都是完全封闭的，但同侧房室间是相通的。左心房与左心室之间有二尖瓣，右心房与右心室之间有三尖瓣，二尖瓣与三尖瓣类似闸门，它们保证了心内血液向一个方向流动。心的右半接受和排出的都是静脉性（缺氧）血，心的左半接受和射出的都是动脉性（氧合）血。心脏之所以能够圆满完成这一任务，就是因为各腔的闸门能够有规律地启闭开合。

3. 正常心脏具有什么功能?

正常心脏一般有以下功能：①保证心腔血液定向流动：心脏是心血管系统的枢纽，像一个"发动机"；②内分泌功能：近几年来发现，心脏的心钠素抗肾素-血管紧张素-醛固酮系统参与调节水钠的平衡。

4. 心脏瓣膜的结构和功能是怎样的?

人体内正常心脏有四组瓣膜，包括主动脉瓣、肺动脉瓣、二尖瓣及三尖瓣，均由薄而韧的膜片状组织构成，其作用主要是通过有序的开启和关闭保证血液循环的正常方向，犹如单向阀门防止血液逆流。正常人心脏瓣膜每分钟开关 60~100 次，以每天 24 小时、每年 365 天计算，从出生前开始直至生命结束总共在 25 亿~30 亿次。

5. 什么是心脏瓣膜病?

正常心脏瓣膜的开放和关闭有赖于瓣膜、瓣环以及腱索和乳头肌等结构，当心脏瓣膜出现结构或功能改变时，血液无法顺利排出，或者排出去的血液逆流回来，从而使心脏负荷加重，由此引发的一系列病症，我们称之为瓣膜性心脏病。

6. 什么叫心脏瓣膜狭窄，有什么后果?

由于疾病引起瓣膜组织增厚、变形，使瓣膜不能充分开放，且阻挡血液的正常流动，我们称为瓣膜狭窄。当出现瓣膜狭窄时，心脏必须用力收缩，加强做功，以使血液能够通过狭窄的瓣口。长期超负荷的工作必将引起心脏增大（肥大、肥厚、扩张），同时出现各种不同的症状，甚至出现心衰而危及生命。

7. 什么叫心脏瓣膜关闭不全，有什么后果?

当瓣膜变得无力或过度张开或瓣环扩大时，瓣膜不能适当闭合，瓣膜关闭之后血液仍能经过瓣膜的开口反流，我们称这种瓣膜的病理性反流为瓣膜关闭不全。当心脏的瓣膜出现关闭不全，心脏在每次收缩时不但需要用力搏出生理需要的血量，而且需要同时搏出反流到心腔的那部分额外血量，因此增加心脏的做功。同瓣膜狭窄相似，长期超负荷的工作必将引起心脏增大（肥大、肥厚、扩张），同时出现各种不同的症状，甚至出现心衰危及生命。

8. 心脏瓣膜病该如何分型?

瓣膜性心脏病分为先天性和后天获得性两类。

先天性瓣膜性心脏病：是指胎儿在母体内孕育时心脏存在发育缺陷或停顿，导致心脏畸形，胎儿出生时即存在的心脏瓣膜病。

后天性获得性瓣膜性心脏病：分为风湿性与非风湿性心脏瓣膜病。其中后天非风湿性心脏病包括老年性非风湿性心脏瓣膜病、创伤性心脏瓣膜病、感染性心内膜炎、冠心病引起的心脏瓣膜病及瓣膜黏液变性引起的心脏瓣膜病等。此外，依据瓣膜结构异常分为三类：瓣膜狭窄、瓣膜关闭不全、瓣膜狭窄合并关闭不全。

9. 心脏瓣膜病的诊断是怎样做出的？

患者来医院就诊首先描述症状，如劳累后心慌、气短、下肢水肿或咯血等。医生结合患者主诉，进一步详细询问病史，再通过专科体格检查如心脏听诊以及血液化验检查，并借用一些特殊的仪器检查如心脏超声、X 线胸片、心电图等，才能做出心脏瓣膜病的诊断以及判断瓣膜病变的严重程度。

10. 心脏瓣膜病会遗传吗？

根据目前的研究结果，尚无证据表明心脏瓣膜病会有遗传。但部分心脏瓣膜病有家族倾向。例如，有调查显示，当家族中患主动脉二瓣化畸形的人数大于 1 人时，此家族的主动脉瓣疾病发生率为 24%。临床研究也表明，主动脉二瓣化畸形患者的一级亲属中，此病的发生率为 9%。

11. 心脏瓣膜病的病因有哪些，可以预防吗？

心脏瓣膜病可分为先天性与后天性两大类，后者又可分为风湿性与非风湿性心脏瓣膜病。先天性心脏瓣膜畸形主要是由于胚胎发育过程中（特别是妊娠前3个月）出现障碍而造成的。风湿性心脏瓣膜病是风湿病累及心脏瓣膜并反复发作，经过长期发展过程而形成。后天非风湿性心脏病包括老年性非风湿性心脏瓣膜病、创伤性心脏瓣膜病、感染性心内膜炎、冠心病引起的心脏瓣膜病及瓣膜黏液变性引起的心脏瓣膜病。

参考以上病因处置相关原发病还是可以在一定程度上预防后天性心脏瓣膜病的。

12. 瓣膜性心脏病的常见症状有哪些？

根据患者的起病原因、患病年龄、所累及的瓣膜不同，瓣膜性心脏病的症状也有所差异。早期常常表现为活动耐力下降、体力活动后心前区不适、心慌、胸闷、气短等心脏功能下降的表现。晚期可表现为呼吸困难和心力衰竭。主动脉瓣病变后期可出现劳力性呼吸困难，即疾病初期只有在剧烈活动后出现心慌、气短，以后随着病情加重，轻微活动甚至休息时也会出现呼吸困难，我们称之为劳力性呼吸困难。二尖瓣病变后期还可见阵发性夜间呼吸困难，患者常在熟睡时憋醒，被迫坐起。三尖瓣病变后期还可见颈静脉过度充盈、肝脏大、腹腔积液、下肢水肿等心力衰竭的表现。同时可能会出现咳嗽、咯血、心律失常、头晕、肢体麻木、意识不清等其他表现。

13. 什么叫心功能？如何分级？

心功能主要指心脏的收缩功能和舒张功能，其中收缩功能更有临床意义，一般用射血分数来评估心脏收缩功能。临床上主要采用美国纽约心脏病学会（NYHA）1928 年提出的分级方案，主要是根据患者自觉的活动能力将心功能划分为四级。

Ⅰ级：患者患有心脏病但活动量不受限制，平时一般活动不引起疲乏、心悸、呼吸困难或心绞痛。

Ⅱ级：心脏病患者的体力活动受到轻度的限制，休息时无自觉症状，但平时一般活动下可出现疲乏、心悸、呼吸困难或心绞痛。

Ⅲ级：心脏病患者体力活动明显受限，小于平时一般活动即引起上述的症状。

Ⅳ级：心脏病患者不能从事任何体力活动，休息状态下也出现心衰的症状，体力活动后加重。

14. 什么叫心力衰竭？

心脏的主要功能是通过反复交替的心肌收缩、舒张向全身组织输送足够的血液，以供应正常生活的需要。心力衰竭在临床上简称"心衰"，简单地讲就是心脏功能故障到失代偿的程度，由此产生一系列症状和体征，如呼吸加快、肝脏大、全身水肿、内脏淤血等，若不及时诊治，可危及生命。根据心衰出现的缓急程度，可分为急性心衰和慢性心衰。心脏瓣膜病是引起心衰的主要原因之一。

15. 心脏瓣膜病主要有哪些治疗方法？

目前，瓣膜性心脏病可通过以下几种方式治疗：①内科药物治疗瓣膜病引起的轻度症状；②通过外科手术修复或置换病变的瓣膜；③介入治疗。

16. 心脏瓣膜病必须要手术治疗吗？

尽管某些药物可以使患者的症状减轻或消失，但单纯用药物治疗瓣膜本身的病变，既不能使狭窄的瓣膜口开大，也不能使关闭不全的瓣膜恢复关闭的功能。通过手术恢复心脏瓣膜功能是目前治疗心脏瓣膜病的常用方法。临床医生主要根据病变轻重程度及患者临床症状综合判断患者是否需要手术治疗。

17. 什么叫风湿性瓣膜性心脏病？

风湿性心脏瓣膜病是指风湿性心脏炎遗留下来的以心脏瓣膜病变为主的心脏病。年幼时感染风湿热可能导致风湿性心脏损害，尤其以瓣膜病变最为常见，风湿热常常反复发作，导致心脏瓣膜变形，引起瓣膜的狭窄或关闭不全，从而演变为风湿性瓣膜性心脏病，常于 20~40 岁发病，但是约一半患者以往无明显风湿热病史。

18. 我国心脏瓣膜病发病情况如何？其中风湿性心脏病的发生率又如何？

　　我国瓣膜性心脏病的发生率为 2.5‰~3.2‰（很可能被低估），按 13 亿人口估算，瓣膜性心脏病患者约 400 万人，每年需要进行瓣膜手术的患者达 20 多万例。目前占成人心脏手术的第 1 位。其中，风湿性心脏瓣膜病是我国常见的心脏瓣膜病之一。近二三十年来，我国风湿热以及风心病的发生率已呈明显下降趋势，据统计，进入 20 世纪 80 年代以来，风心病约占心脏病总数的比例从 50 年代的 43.7% 降到目前的 27% 左右。尽管如此，风湿热以及风心病的防治仍然是一个迫切需要解决的问题。

19. 人体心脏瓣膜中，哪个瓣膜容易得风湿性病变？

　　人体心脏瓣膜包括主动脉瓣、二尖瓣、三尖瓣及肺动脉瓣。前两者属于左心系统，后两者属于右心系统。风湿性心脏病多累及二尖瓣，其次是主动脉瓣，也可同时累及二尖瓣、主动脉瓣和三尖瓣，累及肺动脉瓣的很少见。

20. 老年性风湿性心脏病有何特点？

　　老年人风湿性心脏病多为青年时期患病延续到老年，极少数为晚年发病，本病患者能够活到老年可能是由于心脏原来的受侵程度较轻、风湿热反复发作次数较少或发病年龄较迟等原因。老年人风湿性心脏病可以没有或很少有临床症状，也可有进行性心脏损害，还可因风湿活动、高血压、冠心病和感染等因素使症状加重。老年患者有风湿活动时可表现为心脏炎-心动过速、新的杂音、心电图变化以及血沉增快等，也可有关节炎，但环形红斑、舞蹈病和皮下结节在老年患者中较少见。

21. 高龄心脏瓣膜病患者有何特点，患者能承受心脏瓣膜手术吗？

年龄在 70 岁以内的患者心脏手术死亡率接近年轻患者。高龄亦不是手术禁忌证，但高龄患者由于伴发病发病率高，重要脏器储备功能不足，机体防御和适应能力下降，因而耐受重大手术创伤的能力下降，手术死亡率增加。近年来，由于医疗设备和外科技术的进步，老年心脏瓣膜病手术死亡率已明显下降，但 80 岁以上高龄患者死亡率仍较高（约 7%）。因此，80 岁以上高龄患者心脏瓣膜手术应严格掌握手术适应证，考虑风险效益比，治疗应以改善患者生活质量为目的。

22. 风湿性瓣膜性心脏病并发心力衰竭有何特征？

心力衰竭简称心衰，是风湿性心脏病最常见的并发症和主要死因之一。心脏各瓣膜病变导致心衰的时间有所不同。一般情况下，二尖瓣狭窄最早且最常诱发心衰；二尖瓣关闭不全、主动脉瓣狭窄和主动脉瓣关闭不全发生心衰比较迟。通常风心病的心衰常先出现左心或左房衰竭，后期才发生右心衰竭。如患者左房压力突然急剧升高，或左室功能突然恶化，则可发生急性肺水肿。少数二尖瓣狭窄病例亦可由于阵发性房颤、肺梗死、妊娠、产后和呼吸道感染等而突然发生急性肺水肿。风湿性二尖瓣和主动脉瓣关闭不全患者可在原来病情比较稳定的基础上突然恶化，出现严重急性二尖瓣和主动脉瓣关闭不全，表现为顽固性左心衰竭、反复发作性肺水肿，病情不易控制，病程进展快，短期内易死亡。

23. 什么叫退行性瓣膜性心脏病?

退行性瓣膜性心脏病又称老年钙化性心瓣膜病、老年心脏钙化综合征，是指原来正常的瓣膜或在轻度瓣膜异常的基础上，随着年龄的增长，心瓣膜结缔组织发生退行性变及纤维化，使瓣膜增厚、变硬、变形及钙盐沉积，导致瓣膜狭窄和（或）关闭不全。病变主要发生在主动脉瓣及二尖瓣环，临床上主要表现为钙化性主动脉瓣狭窄和二尖瓣环钙化。因病变可以累及瓣周组织、冠状动脉、心脏传导系统以及主动脉和左心房，临床上可以出现房室传导阻滞和束支传导阻滞、期前收缩和心房颤动等，也是老年人感染性心内膜炎的好发部位。

24. 什么是感染性心内膜炎?

感染性心内膜炎是由于细菌或真菌在心脏的瓣膜部位发生驻

存，造成感染的一种较为严重的心脏感染性病变。通常这种感染易于累及已有病理改变的瓣膜，但正常的瓣膜也常被感染，甚至有的患者在接受瓣膜置换术的若干年后发生植入人工瓣膜的感染。是否发生感染性心内膜炎与患者的生活、卫生条件、身体状况、体质、抵抗力、细菌的毒力、侵入细菌的量以及瓣膜是否已存在病变有关。感染性心内膜炎根据发病的程度、时间又分为急性感染性心内膜炎和亚急性感染性心内膜炎。

25. 如何诊断亚急性感染性心内膜炎？

对不明原因发热持续 1 周以上，伴有心脏杂音、伴有或不伴有栓塞现象，均应疑及本病的诊断。血培养阳性或超声心动图发现赘生物有确诊价值。对于无发热或无心脏杂音或血培养阴性者，如有不能解释的贫血、心脏瓣膜病进行性加重、顽固性心力衰竭、反复周围动脉栓塞、多发性肺栓塞、肾动脉损害者均应考虑本病的诊断，可给予试验性抗菌治疗。

26. 如何预防亚急性感染性心内膜炎？

亚急性感染性心内膜炎的病死率和病残率相当高，因此，预防比治疗更为重要。预防亚急性感染性心内膜炎的发生，及时防止菌血症的发生，或使进入血液循环内的细菌很快被消灭。有心脏瓣膜手术病史、病变或先天性心脏病的患者易发生感染性心内膜炎。因此，平时应注意口腔卫生，及时清除隐藏的病灶。在进行拔牙、扁桃体摘除、胃肠系和泌尿系手术或检查操作可能产生菌血症时，应给予抗生素预防。抗生素的预防应用与预防风湿病不同，应用剂量较大，疗程很短。

27. 急性感染性心内膜炎的内科治疗原则是什么？

急性感染性心内膜炎的内科治疗主要是抗生素的应用，其应用原则是：①早期，应用越早越好。②选用能杀菌、能穿透赘生物的纤维-血小板基质以及能消灭深藏于赘生物内细菌的抗生素。抑菌药物由于不能杀菌，停药后致病菌又可重新增殖，同时产生耐药性，故不作首选，也不单独应用；仅在需要时使用，常与杀菌剂联合应用。

28. 如何治疗亚急性感染性心内膜炎？

亚急性感染性心内膜炎的治疗主要有内科抗生素治疗杀灭致病菌及外科手术治疗切除病灶。

29. 感染性心内膜炎怎么治疗？

现代医学技术和抗生素的使用可以使许多感染性心内膜炎的患者经过保守治疗达到治愈的目的，但仍有一些患者需要手术治疗。以下情况可以考虑积极手术治疗：由于感染性心内膜炎造成瓣膜损坏，并由此产生中等程度的心功能不全；抗生素治疗 7~10 天仍有严重感染的症状（寒战、高热等症状），或血液细菌培养仍为阳性；针对致病菌没有有效的抗生素；已明确是由于真菌感染引起的心内膜炎；在正确的抗生素治疗中出现复发的感染情况；已经过抗生素治疗，心脏超声发现瓣膜的赘生物大于 10 毫米以上，并伴有一次以上的栓塞事件；患者的瓣膜已经发生损坏。

30. 感染性心内膜炎应该何时手术？

感染性心内膜炎患者手术治疗尽量在心脏的血流动力学发生严重恶化之前，而不是以术前抗生素的治疗时间为依据。另一种情况是患者的瓣膜发生损坏，但感染已经被控制，心脏功能处于代偿状态，这时手术应在完成抗生素治疗之后。

31. 感染性心内膜炎的手术危险性有哪些？

感染性心内膜炎的患者接受手术治疗的危险性较没有发生感染的患者高。除手术本身的危险性外，感染造成患者的体质和抵抗力下降，心脏瓣膜及瓣膜周围的感染造成瓣环组织变脆，不易缝合固定瓣膜，感染瘢痕和纤维化甚至造成不易愈合，术后易于发生瓣周漏。

32. 什么是主动脉瓣关闭不全？

主动脉瓣位于左心室和主动脉的连接处，当左心室收缩时主动脉瓣开放，血液经过主动脉瓣流入主动脉。当左心室的压力低于主动脉的压力时，主动脉瓣关闭，这时主动脉的压力高于左心室的压力。由于密闭的血管和血管的弹性产生舒张压，主动脉瓣关闭之后，心室进入舒张期，此时血液经过冠状动脉灌注心脏。主动脉瓣关闭不全造成左心室收缩期向主动脉排血，舒张期部分血液逆流入左心室，根据主动脉瓣关闭不全的严重程度，逆流的血量占左心室排血量的 10%~60%甚至更多。

33. 主动脉瓣关闭不全的常见原因有哪些？

许多引起主动脉瓣狭窄的常见原因也可引起主动脉瓣关闭不全：主动脉瓣的退行性钙化病变，由于瓣叶固定不能完全闭合；风湿性主动脉瓣的病变，由于瓣叶蜷缩、变硬，造成不能闭合；主动脉瓣的二尖瓣畸形，由于瓣叶的纤维化和钙化均可造成主动脉瓣的关闭不全。另外，主动脉瓣环的扩张也可引起主动脉瓣关闭不全。任何升主动脉的扩张、动脉瘤、夹层动脉瘤均可造成主动脉瓣的关闭不全。最后，主动脉瓣叶的黏液性退行性病变造成主动脉瓣的变薄、脱垂以及感染性心内膜炎造成瓣叶的穿孔、损坏，也是造成主动脉瓣关闭不全的常见原因。

34. 主动脉瓣关闭不全的后果是什么？

主动脉瓣关闭不全使心脏射血到升主动脉的一部分甚至大部分血液倒流回左心室，左心室在每次心脏舒张期接受从升主动脉和左心房两处的血量，使左心室的负荷增加，左心室通过用力收缩，将这些过多的血液排射到升主动脉，这使左心室的做功增加。早期左心室通过增加心肌的收缩力来代偿，以后逐渐出现左心室的心肌肥厚，再进一步出现左心室的扩张，进行性的左心室扩张导致左心室的收缩功能下降，左心室扩张到一定程度必然出现左心室充血性心衰。有时左心室的衰竭即使是第一次，也有可能是不可逆的，这使患者丧失进一步救治的机会。

35. 主动脉瓣狭窄的原因和形成机制是什么？

主动脉瓣狭窄的常见原因是主动脉瓣的退行性瓣膜钙化、瓣膜胶原组织的断裂和钙盐的沉积，主要见于 50~60 岁的患者。在有主动脉瓣先天畸形的患者（约占正常人群的 1%）中，更易于较早出现这种病变。另一常见原因是风湿性病变，风湿性瓣膜炎造成瓣叶水肿，淋巴细胞浸润，瓣膜增厚钙化，交界融合。由于左心室流出道的出口为主动脉瓣口，正常成人主动脉瓣口面积≥3.0 平方厘米，当主动脉瓣口面积缩小至正常的 1/3 或更多时，才会对血流产生明显阻塞。

36. 主动脉瓣狭窄的后果是什么？

主动脉瓣狭窄引起左心室射血的阻力增加，影响左心室在收缩期的排空，正常左心室-主动脉的压差小于 5mmHg，严重的主动脉瓣狭窄的跨瓣压差可以超过 100mmHg。左心室长期需要克服这种压力来完成射血的功能，结果使左心室的心肌发生肥厚，心肌的单位面积重量可以从 150 克/平方米增加到 300 克/平方米，并出现心肌结构的改变。心室肥厚，使左心室的顺应性下降，使心房向左心室排血的阻力增加，左心房压力增加，出现心房纤颤。晚期出现心室扩张和充血性心衰，有猝死的风险。

37. 主动脉瓣狭窄的症状有哪些？

主动脉瓣狭窄的主要症状是由于左心室排血量减少和左心房压增加造成的，这些症状包括活动后呼吸困难、心绞痛和晕厥，甚至猝死。主动脉瓣狭窄患者的临床症状与其瓣膜病变程度有关，轻度狭窄患者一般无明显症状，许多主动脉瓣中等程度狭窄的患者没有症状或仅在用力活动时出现症状，但一旦出现症状，多表明疾病已相当严重。

38. 为什么主动脉瓣狭窄会有眼睛黑蒙、胸闷等症状？

约60%的主动脉瓣狭窄患者有胸闷症状，可能与患者继发心肌肥厚、心肌需氧量增加、左心室收缩期室壁张力过高以及冠状动脉过度受压致氧供应减少有关。此外，约30%患者有黑蒙、晕厥症状，常发生于劳动后或身体向前弯曲时，其产生机制可能与下列因素有关：①活动使周围血管扩张，而狭窄的主动脉口限制了心输出能力相应增加，导致脑供血不足；②发生短暂严重心律失常，导致血流动力学的障碍；③颈动脉窦过于敏感。

39. 什么是主动脉瓣二瓣化畸形，需要手术吗？

正常的主动脉瓣是由3个等大小的瓣叶构成，人的主动脉瓣在胚胎发育过程中如出现只剩两瓣叶即为主动脉瓣二瓣化畸形，是最常见的先天性主动脉瓣狭窄畸形，在人群中的发生率约为1%，易并发感染性心内膜炎、主动脉瘤及主动脉夹层病变。

患者若有以下 3 种症状中的任意一种，且能够除外其他原因，应尽早接受手术：①活动后心慌气短，不能从事与自己年龄相当的体力活动；②心绞痛；③发作性、短暂的意识丧失，晕厥，黑蒙。

40. 主动脉瓣二瓣化畸形的疾病进程如何，平时该如何注意?

主动脉瓣二瓣化畸形导致的主动脉瓣狭窄一般是由于瓣叶钙化所致。年龄是主动脉瓣狭窄程度进展的最重要的因素，即年龄越大，狭窄程度越重。主动脉瓣硬化出现的年龄通常在 20 岁左右，钙化出现的年龄在 40 岁左右。病变是进行性的，跨瓣压差大约每 10 年增加 20mmHg，明显快于那些三瓣化的主动脉瓣狭窄。如果患者有吸烟、高血压或高血脂，跨瓣压差增长会更加迅速。因此，建议患者积极戒烟、控制血压和血脂。妊娠会加快患者主动脉狭窄的发展进程。超声心动图检查对这种疾病诊断的敏感性和准确性都很高，如果瓣膜功能正常，同时不合并主动脉病变，定期复查超声心动图的时间不应该超过两年。如果有任何异常，则不能超过 1 年。

41. 哪些原因可引起二尖瓣关闭不全?

二尖瓣关闭不全常见的病因为退行性变（或称黏液变、二尖瓣脱垂）、风湿性瓣膜病、心内膜炎、缺血性或非缺血性心肌病引起的左室扩张和功能失调。后者称为功能性二尖瓣反流，其原因为左室和瓣环功能及形状的变化导致瓣叶对合不全，引起二尖瓣关闭不全。95%的退行性变的患者，大部分心内膜炎和缺血、非缺血性心肌病引起的功能性二尖瓣反流患者均有可能需要做二尖瓣成形术。

42. 二尖瓣关闭不全的后果是什么?

二尖瓣关闭不全引起的主要后果是当左心室收缩时，大量本应射向主动脉的左心室血液，由于二尖瓣无法完全关闭，使之反流入左心房，这使左心房压升高和前向性排血减少；在心脏舒张期，左心室又接受大量的血液经左心房流入，这包括正常从肺静脉回流的血量和上一次收缩时反流入左心房的血量。如此长期反复的血流作用引起左心房、左心室的扩张和肥厚，使心功能下降，一旦左心室舒张末直径大于 60 毫米，患者将渐渐出现症状。左心房的逐渐扩大，可出现心律失常、心房颤动。左心室由于长期收缩做功面对的是一个低压的左心房，尽管在心脏超声时发现左心室的收缩功能正常，甚至高于正常，但实际收缩能力已逐步下降，当左心室的射血分数低于 50%～60%时，已是相对晚期的表现。

43. 二尖瓣狭窄的病因有哪些?

二尖瓣狭窄是风湿性心脏瓣膜病中最常见的类型,其中40%患者为单纯性二尖瓣狭窄。由于反复发生的风湿热,早期二尖瓣以瓣膜交界处及其基底部水肿、炎症及赘生物(渗出物)形成为主,后期在愈合过程中由于纤维蛋白的沉积和纤维性变,逐渐形成前后瓣叶交界处粘连、融合,瓣膜增厚、粗糙、硬化、钙化以及腱索缩短和相互粘连,限制瓣膜活动能力和开放,致瓣口狭窄。罕见其他病因包括老年性二尖瓣环或环下钙化、先天性狭窄及结缔组织病等。

44. 二尖瓣狭窄有哪些表现?

二尖瓣狭窄的症状有:①呼吸困难:是由肺静脉高压、肺淤血引起。早期多在运动、发热、妊娠等心排血量增加时出现。随着病程进展,轻微活动,甚至静息时也可出现呼吸困难。阵发性心房颤动时心室率增快亦可诱发呼吸困难;②咯血:与长期肺静脉高压所致的支气管小血管破裂有关;③咳嗽、声嘶:是由于左心房极度增大压迫左主支气管或喉返神经引起;④体循环栓塞、心衰及心房颤动出现相应临床症状。

二尖瓣狭窄患者比较特异的临床体征是二尖瓣面容,患者面部特征为两颧及口唇紫红。

45. 什么是三尖瓣关闭不全?

三尖瓣关闭不全临床上分为功能性和器质性两种,但有时二者同时存在。功能性三尖瓣关闭不全主要是由于左侧心脏病变,出现慢性功能不全,左心房的压力增高,使肺动脉的压力增高,右心室的压力增高造成三尖瓣的反流。器质性的三尖瓣关闭不全是由于三尖瓣的瓣环扩大,瓣叶病变,使之不能完全闭合造成。但长期功能性的三尖瓣关闭不全也同时造成三尖瓣的瓣环扩张,出现解剖上的改变。三尖瓣关闭不全的临床表现同三尖瓣狭窄十分相似,表现为体循环的瘀血、腹水、肝脏淤血、双下肢水肿和左心排血量减少的临床症状。

46. 什么是联合瓣膜病变,有何特点?

联合瓣膜病又称多瓣膜病,是指两个或两个以上的瓣膜病变同时存在。临床上,风湿性心脏病常以复杂的联合瓣膜病变的形式出现,最常见的是二尖瓣病变与主动脉瓣病变共存,三尖瓣和肺动脉瓣的病变几乎不单纯出现。此外,感染性心内膜炎、瓣膜黏液样变性、马方综合征等,亦常同时损及两个瓣膜。虽然某一瓣膜的损害可能减耗或抵消另一瓣膜病变的血流动力学变化,从而减轻临床症状,但总的来说,联合瓣膜病变在病理生理上往往可使病情加重,对心脏功能造成不良影响。

47. 什么叫心房颤动?

心房颤动简称房颤,是临床上最常见的一种心律失常,是心脏跳动节律出现了问题。房颤时,窦房结的控制功能就丧失了,心房处于快速紊乱的颤动状态,可以快到每分钟300~600次,失去了心房正常的收缩功能。虽然由于房室结的保护作用可以使这些激动不能全部到达心室,但也会使心室率达到每分钟100~200次,心室跳动快速而不规律。随着年龄增长房颤的发生率不断增加,75岁以上人群可达10%。房颤发生率的增长还会与冠心病、高血压病和心力衰竭等疾病的增长密切相关,未来50年房颤将成为最流行的心血管疾病之一。

48. 为什么有些心脏瓣膜病会合并心房颤动?

风湿性心脏瓣膜病是导致持续性心房颤动发生的主要原因之一。因为长期的心脏瓣膜病变(尤其是二尖瓣风湿性病变)可导致患者左、右心房的容量及压力负荷进一步增加,引起心房的电重构,使心房的电诱发性增加,有助于心房颤动的触发和维持。有研究显示,单纯性二尖瓣关闭不全所致心房颤动的发生率为75%,单纯性二尖瓣狭窄所致的心房颤动发生率约为41%。

49. 为什么有的心脏瓣膜病患者会出现呼吸困难、"气急"呢?

心脏瓣膜病患者由于心脏内阀门（瓣膜）故障，前向血流受阻，导致肺组织因淤血而僵硬，因而呼吸费力，发生呼吸困难。呼吸困难的程度与瓣膜病变的严重程度有关，如二尖瓣狭窄患者，轻度狭窄者常于重体力劳动时才出现呼吸困难，中度狭窄者常于快步行走或做较轻的体力劳动时产生，重度狭窄者于慢步行走或静息时就有呼吸困难。因此，病变早期，呼吸困难多于劳累后发生。也有部分重症患者可在剧烈体力活动、情绪激动、房事、呼吸道感染等诱因或瓣膜突然明显撕裂等情况下出现严重阵发性呼吸困难或气急。

50. 为什么有的瓣膜病患者会有下肢水肿?

水肿是指血管外的组织间隙中有过多的水钠潴留，为临床常见症状之一。瓣膜病患者的下肢水肿属于心源性水肿：常为对称性的，由脚踝开始并逐渐上升累及小腿、大腿等。常见于右心衰竭、心包炎等，其原因包括：①有效循环血量降低-肾血流减少-继发性醛固酮增多造成水钠潴留；②静脉回流不畅，静脉淤血-毛细血管滤过压增高-组织液回吸收减少。临床上表现为下肢水肿。

51. 为什么有的心脏瓣膜病患者有胸闷、胸痛等症状？

长期的心脏瓣膜病患者出现症状时多有不同程度的心功能不全，从而导致肺淤血或水肿，影响气体交换，故出现胸闷症状，如合并有冠心病除胸闷外还伴胸痛。

52. 突然咯血需怀疑自己得了心脏瓣膜病吗？

导致患者咯血的原因很多，心脏瓣膜病是其中原因之一，主要为中重度以上二尖瓣狭窄，此类患者肺静脉血汇入左心房后，由于二尖瓣狭窄，血液前向流动受阻，导致肺淤血及支气管黏膜下层静脉曲张，如有呼吸道感染、情绪激动等诱因，容易使曲张的静脉破裂而出现咯血。因此，突然出现咯血，尤其平时有劳累后胸闷、气促症状的患者应怀疑自己患有心脏瓣膜病，需及时到医院就诊。

53. 心脏瓣膜病合并冠心病有什么表现？

心脏瓣膜病合并冠心病时，主要以心功能不全症状为主，表现为活动后胸闷、气短、心慌、下肢水肿等，可伴有心绞痛，但多数较轻，因为该类患者冠脉病变多不严重，常因瓣膜病术前冠脉造影检查时发现。

54. 心脏瓣膜病患者会发生猝死吗?

心脏瓣膜病患者会有一部分出现猝死。如重度主动脉瓣狭窄患者中有 10%~20%可发生猝死,多数病例猝死前常有反复心绞痛或晕厥发作,但亦可为首发症状。其发生的原因可能与严重的、致命的心律失常,如心室颤动等有关。

55. 突发脑梗死为什么需考虑可能有心脏瓣膜病?

突发脑梗死一般为血液中栓子突然堵塞脑血管所致。部分心脏瓣膜病可在左心系统形成血栓或菌栓,如上述栓子脱落并通过血液循环到达脑血管可致突发脑梗死。如二尖瓣狭窄合并房颤患者长期不进行正规抗凝治疗可形成左心房内血栓,感染性心内膜炎可于二尖瓣或主动脉周围形成赘生物。

56. 关节疼痛与心脏瓣膜病有何关系?

关节疼痛是风湿性关节炎的典型表现之一,风湿性关节炎若不及时治疗或治疗不合理、不彻底,可反复发作最终侵犯到心脏瓣膜,造成心脏瓣膜功能、结构上的改变,导致风湿性心脏病的发生。因此,风湿性关节炎与风湿性心脏病存在紧密联系。此外,关节疼痛也是风湿活动的临床表现之一。临床上,风湿性心脏瓣膜病患者手术一般应在风湿活动被控制后进行。

57. 晚上睡觉躺不平是否应该看病，看哪个科？

患者如夜间平卧休息时出现胸闷、气喘、呼吸困难，坐起后症状好转，应高度怀疑有心功能不全，需到心血管内科或心脏外科进一步明确症状并治疗。

58. 心脏瓣膜病有必要早诊断、早治疗吗？

心脏瓣膜病变发展到一定程度可造成心脏超负荷做功，同时引起心脏肌肉的纤维化和变性等永久性不可逆损害。因此，心脏瓣膜病有必要早期诊断，并根据不同的病变程度采取相应的治疗方法。某些早期病变可不予积极手段治疗，但需定期随诊，以观察心脏瓣膜病变的演变方向。有部分患者由于瓣膜病变程度轻，终生无需治疗。

59. 超声心动图在心脏瓣膜病患者诊疗过程中的作用如何？

超声心动图（心超）属于无创性检查，可重复性强，是目前心脏瓣膜病术前诊断、术中、术后手术效果评估的基石。二维超声心动图能显示瓣膜结构和活动情况，多普勒超声心动图可评估瓣膜的跨瓣压差、瓣口面积、肺动脉压力大小等。此外，目前已有三维超声心动图在个别大型心脏中心应用，可立体显示心脏内部结构。

60. 心脏瓣膜手术时输血有何风险?

输血治疗包括自体输血及异体输血,是临床治疗的重要措施之一。虽然目前临床上正规输血均按原卫生部规定进行检测,但由于当前科技水平的限制,异体输血仍有某些不能预测或不能防止的输血反应(如过敏反应、发热反应等)和输血传染病(如肝炎、艾滋病、梅毒、疟疾、巨细胞病毒或EB病毒等)。尤其在围术期,大量异体输血可引起肺损伤,影响术后恢复。自体输血可以避免经血液传播疾病,同时节约稀缺的血液资源,但自体输血存在除血液传播疾病以外的一切风险。

61. 以前有多次输血史会影响此次瓣膜手术吗?

一般不影响。部分患者因有多次输血史会产生自身抗体,输血风险极大,影响心脏瓣膜手术,但这种情况出现的概率极低。此类患者一般也可以考虑手术,但手术风险相应增加,术前应严格把握手术适应证,术中积极采用自体血回收技术及其他体外循环省血技术。

62. 心脏瓣膜手术患者肯定要输血吗?

不是所有的心脏瓣膜手术患者在治疗过程中均要输血,输血与否与患者的病情、治疗单位的整体水平以及医务人员的理念有关。以中国医学科学院阜外医院为例,在不影响手术效果的前提下，心脏瓣膜外科手术整体输血率目前已控制在 30%以内（包括红细胞及血浆）。"无血心脏外科"的理念已经深入中国医学科学院阜外医院外科团队的每一名成员，其在治疗过程中均自觉开展"患者血液管理"。

63. 可以用亲属的血输给患者吗?

我国《献血法》规定医疗机构没有采集血液的资格，因此，电视剧中出现的患者病危、家属争先献血的情节是不具有现实意义的。不过，在血源紧张时期，由于血液中心库存告急，可能会出现无法备血的情形，这时只能通过互助献血来缓解血源紧张的局面。互助献血有具体的流程，《医疗机构临床用血管理办法》规定，血站负责互助献血血液的采集、检测及用血者血液调配等工作。

64. 心脏瓣膜病合并脑梗死或脑出血患者什么时候手术最佳?

心脏瓣膜手术均在体外循环下进行，体外循环本身有神经系统的风险，所以患者合并脑梗死或脑出血，如病情允许，建议先治疗脑部病变，待患者病情稳定后再行心脏手术。一般脑梗死后2~3个月后再做体外循环手术，脑出血则应该3~6个月后再行手术，以防止心脏瓣膜术中或术后脑部病变加重。术前应进行详细的神经系统风险评估。

65. 心脏瓣膜病患者是否需要进行心脏移植?

心脏瓣膜病如发展到终末期心力衰竭，考虑换瓣不能改善患者心脏功能及生活质量，可以考虑做心脏移植。

66. 怎样理解心脏手术的危险性?

患者和家属在接受心脏手术治疗通常关注其手术风险或成功率，这是一个很难一下就能回答清楚的问题。因为医学科学的统计方法往往是通过大组的病例来计算手术死亡率和存活率，这里面又存在多因素的分析。具体到某一个病例是不能用百分比来回答的。患者的体质、心脏功能和疾病的性质是影响手术危险性的主要因素。常见的手术危险包括麻醉意外、出血、心律失常、体外循环意外、心脏功能衰竭、多脏器功能衰竭、脑血管意外、感染等。以上任何一项严重的情况都可能是致命的。在我国大型医疗中心和医院，绝大多数心脏病的手术死亡率已与发达国家相近，但我国患者就医时间较晚，许多疾病的病情已发展到很严重的程度，这是增加手术危险性和影响手术死亡率的重要因素。个别情况发生的技术错误或缺乏必要的经验和条件设备有时也是造成手术失败的因素。

67. 什么样的心脏瓣膜病患者应考虑住院手术?

心脏瓣膜病患者有手术指征（详见各瓣膜病手术适应证）并

且自愿接受手术治疗，均应考虑住院手术。

68. 有传染病的患者能接受手术吗?

可以手术，目前有严格的消毒、灭菌技术，患者出现交叉感染的风险极低，但应尽量选择在传染病病情稳定时手术，以减小手术风险及并发症。

69. 二尖瓣狭窄如何治疗?

二尖瓣狭窄一般采用介入或手术治疗，包括二尖瓣闭式扩张术、经皮二尖瓣球囊扩张术、直视下二尖瓣切开术、二尖瓣置换术等。其中，二尖瓣闭式扩张术是 20 世纪 50 年代开始采用，该方法近年来已很少采用。经皮二尖瓣球囊扩张术采用介入导管技术，无需开胸，其二尖瓣扩张机制和疗效与二尖瓣闭式扩张术相当。针对部分二尖瓣狭窄不严重的患者，可在体外循环直视下准确且较为彻底地切开粘连的瓣膜及部分腱索、乳头肌组织，其中远期手术效果良好。二尖瓣病变严重到一定程度，则只能采用瓣膜置换术，切除病变瓣膜组织，置入相应型号的机械瓣膜或生物瓣膜，目前该方法是治疗二尖瓣狭窄最为常用的方法。

70. 二尖瓣关闭不全如何治疗?

二尖瓣关闭不全的手术治疗方式有两种，一种是瓣膜成形术，另一种是瓣膜置换术。二尖瓣关闭不全不同于二尖瓣狭窄的病变，相当一部分二尖瓣关闭不全的病变即使很严重也有可能通过瓣膜成形术使瓣膜得到修复。不能修复的二尖瓣关闭不全患者需要接受二尖瓣瓣膜置换术。

71. 主动脉瓣狭窄如何治疗？

目前，主动脉瓣狭窄患者的主要手术方式仍是在开胸体外循环直视下行主动脉瓣置换术。一小部分高龄且伴有多脏器功能衰竭、不适合外科手术治疗的患者亦可采用主动脉瓣球囊扩张术或经导管主动脉瓣置入术等介入治疗方式；其中主动脉球囊扩张术因临床效果有限已很少应用，而经导管主动脉瓣置入术正在此类特殊患者中逐步推广。

72. 主动脉瓣关闭不全如何治疗？

主动脉瓣关闭不全到一定程度需手术治疗。手术方式主要是瓣膜置换术。少数患者主动脉瓣病变不重，可采用主动脉瓣修复术，但较少采用。具体手术方式由外科医生根据其经验及患者瓣膜病变情况做出决定。

73. 三尖瓣关闭不全如何治疗？

三尖瓣关闭不全无论是功能性还是器质性的，绝大多数可以通过三尖瓣的瓣膜成形术得到矫正。严重的三尖瓣病变不能通过三尖瓣成形术矫正时，需要行三尖瓣的瓣膜置换术。由于三尖瓣的特殊解剖位置和低压下的血流速度，三尖瓣置换术后的长期效果并不十分理想。

74. 肺动脉瓣关闭不全如何治疗？

临床上，肺动脉瓣关闭不全一般见于先天性心脏病右室流出道及肺动脉瓣重建术后，单纯先天性肺动脉瓣关闭不全较少见。由于人体对肺动脉瓣关闭不全较耐受，早期一般无需特殊处理。如肺动脉瓣重度关闭不全患者出现右心室扩大及右心衰表现，心电图提示 QRS 波延长，存在因心律失常诱发猝死的可能，应尽早手术治疗。手术方式包括常规外科开胸置换肺动脉瓣或经皮介入行肺动脉瓣带瓣支架植入术。

75. 肺动脉瓣狭窄怎么治疗？

轻度肺动脉狭窄患者临床上无症状，可正常生长发育并适应正常的生活能力，不需手术治疗。中等程度肺动脉狭窄患者，一般在 20 岁左右出现活动后心慌气急状态，如不采取手术治疗，随着年龄的增长必然会导致右心室负荷过重出现右心衰竭症状，从而丧失生活和劳动能力。极重度肺动脉狭窄患者常在幼儿期出现明显症状，如不及时治疗常可在幼儿期死亡。20 世纪 80 年代之前，外科手术行肺动脉瓣切开术是治疗该病的唯一手段，该方法是在体外循环下切开狭窄的瓣环。但随着医学的发展，经皮球囊肺动脉瓣膜成形术已经成为单纯性肺动脉瓣狭窄的首选治疗方法。

76. 联合瓣膜病如何治疗？

联合瓣膜病治疗首选手术治疗。

基本的手术指征和单个瓣膜的手术指征一样，但是针对病变较轻的瓣膜，如果术中估计未来病变发展速度较快并有短期再次手术的可能性，处理时相对会更加积极。

77. 微创手术置换心脏瓣膜有几种手术路径？

目前有经皮介入瓣膜置换、电视胸腔镜瓣膜置换（包括机器人手术）和经胸微创小切口瓣膜置换手术。

78. 瓣膜手术开胸和微创的利弊各有哪些？

常规开胸手术，手术技术成熟，术野相对清楚，手术操作空间大，操作确实，但手术创伤相对较大；微创手术顾名思义就是手术创伤相对较小，但是手术操作较前者相对困难。心脏手术创伤的大小除了切口外，更重要的是体外循环时间的长短和心脏病变修复的满意程度。微创手术的前提是不降低心脏修复的完美程度。在手术野显露不佳的情况下，微创手术对术者的技术、体外循环管路设备和专用手术器械都有很高的要求。

79. 什么是胸腔镜瓣膜手术?

电视胸腔镜心脏外科手术是自体外循环应用以来外科领域又一里程碑性的技术革命,历经 10 余年的不断发展,现已成为一门成熟的微创心脏外科技术,已经能够完成心脏外科领域里大部分手术。其最大的优点是微创,即在保证手术效果的前提下,最大可能减少手术创伤,胸部只需开三个小孔,不用开胸,患者术后疼痛轻,出血少,恢复时间短,手术费用低,符合美容要求。

80. 哪些瓣膜病患者不适合做胸腔镜瓣膜手术?

对于微创手术有比较明确的要求,经术前评估病情有二尖瓣置换或成形的手术适应证,并且除外手术禁忌的患者,考虑施行此类手术。下列患者不应考虑胸腔镜手术:①心脏功能严重不全,对瓣膜手术耐受性差;②合并其他脏器功能衰竭,对体外循环耐受较差;③既往有肺炎、结核病等病史,导致胸膜粘连;④合并恶性心律失常;⑤双侧股动静脉病变影响外周体外循环建立。

81. 什么是心脏瓣膜病的介入治疗?

心脏介入治疗是当前不断发展和探索的治疗方式。此种疗法是从股动脉穿刺,逆行插入导管至心脏,通过导管扩张狭窄的二尖瓣或主动脉瓣,也可以通过导管对心脏瓣膜进行修复或植入人工心脏瓣膜，属于微创手术，具有住院时间短、术后恢复快的优势。目前有些介入治疗开展的时间较短，缺乏长期的临床观察结果，但它一定是未来的一个发展方向。

82. 哪些瓣膜狭窄患者更适合行介入治疗？

介入治疗一般适合于瓣叶没有明显的增厚钙化、仅有交界粘连的轻、中度瓣膜狭窄，简单治疗后患者可有明显恢复；或者适合于估计无法耐受传统瓣膜手术的高龄患者。

83. 心脏瓣膜病介入治疗是否较外科手术治疗的创伤小？

介入治疗创伤较传统的外科手术创伤明显减小，患者可通过该手术推迟接受传统手术的时间。

84. 心脏瓣膜病介入治疗的手术效果会比外科手术治疗的差吗？

目前介入治疗的效果总体不如传统的外科手术，需要严格把握适应证。

85. 什么是经皮二尖瓣球囊成形术？

使用球囊扩张狭窄的二尖瓣病变是一种不用开刀、采用导管方法治疗二尖瓣狭窄的技术。它是通过一个导管，经过股静脉进入右心房，在房间隔的部分穿孔，然后送入一个较大的导管和球囊，将球囊经过房间隔的穿孔部位送入左心房，再经过二尖瓣的开口送入左心室，扩张球囊，通过球囊对二尖瓣的粘连和狭窄进行撕开，达到扩张二尖瓣口的目的。理论上，这种方式产生的结果同早年采用外科手术器械对二尖瓣的扩张作用相似，但由于不需要开胸手术，这种方法在选择合适的患者中可以取得良好的效果，患者可通过该手术推迟接受传统手术的时间。

86. 哪些患者适合做经皮二尖瓣球囊成形术？

不是所有的患者都适合球囊扩张。适合扩张的病例必须经过仔细的心脏超声检查。那些瓣叶出现僵硬、增厚、钙化、瓣下腱索缩短或纤维化的病例是不合适做球囊扩张的，或者说这些患者即使接受了球囊扩张，也不能取得良好的效果，并同时使扩张后的并发症增加。适合扩张的二尖瓣病变应该是二尖瓣的狭窄不十分严重，瓣叶仍较柔软，没有钙化，没有左心房血栓形成，没有血栓栓塞的病史，没有二尖瓣关闭不全的病例。

87. 经皮二尖瓣球囊成形术的疗效如何？其主要并发症有哪些？

经皮二尖瓣球囊成形术可以使瓣口面积增加，跨瓣压差下降，增加心脏的排出量。如果适应证把握得当，二尖瓣球囊扩张术可以获得良好的效果，成功率一般在 95% 以上。

经皮二尖瓣成形术的主要并发症有：扩张过程中出现脑栓塞，或扩张后出现严重二尖瓣关闭不全，后者在情况严重时需要手术治疗。术后再狭窄的发生率在 10% 左右。

88. 什么是经皮主动脉瓣球囊成形术？

经皮主动脉瓣球囊成形术是指将球囊导管经股动脉通过主动脉瓣狭窄处后充盈球囊，扩张主动脉瓣膜以解除狭窄。由于该技术中球囊导管须由股动脉逆行通过狭窄的主动脉瓣口，操作难度较大，术中并发症较多，远期疗效也不十分理想，故目前很少应用。

89. 哪些患者适合做经皮主动脉瓣球囊成形术？哪些患者不适合？

经皮主动脉瓣球囊成形术需严格把握患者入选指征。目前认为，该技术适合下列患者：①先天性主动脉瓣隔膜型狭窄且有症状者；②主动脉瓣跨瓣压差 ≥50mmHg；③新生儿或婴幼儿严重瓣膜型狭窄，伴充血性心力衰竭者，可作为过渡治疗手段，推迟外科手术时间；④外科瓣膜切开术后再狭窄者。

先天性主动脉瓣狭窄伴有主动脉及瓣膜发育不良者，或合并中度或重度主动脉瓣反流者，不宜入选。

90. 经皮主动脉瓣球囊成形术有何并发症？

经皮主动脉瓣球囊成形术的并发症包括：①术中球囊扩张阻断主动脉引起血流动力学障碍和（或）心律失常，特别在婴幼儿死亡率较高；②股动脉损伤；③主动脉瓣关闭不全或残余狭窄。

91. 什么是经导管主动脉瓣的置入手术？

TAVI 是 Transcatheter Aortic Valve Implantation 的英文缩写，即经导管主动脉瓣置入术，在 2002 年由法国医生 Cribier 等首先开展。该手术是通过股动脉送入介入导管，将人工心脏瓣膜输送至主动脉瓣区打开，从而完成人工瓣膜置入，恢复主动脉瓣功能。经导管主动脉瓣置入手术无需开胸，因而创伤小、术后恢复快。但由于该手术难度大、且适应证严格，需在心脏中心由经验丰富的专家实施。我国经导管主动脉瓣置入术手术刚刚起步，中国医学科学院阜外医院及上海中山医院均开展此手术。

92. 经导管主动脉瓣置入手术适用于哪些患者？

经导管主动脉瓣置入术主要用于对传统外科手术高危的主动脉瓣病变患者。目前国内外专家建议对符合以下条件的患者可行经导管主动脉瓣置入术：①有症状的三叶式钙化性主动脉瓣重度狭窄，解剖上适合经导管主动脉瓣置入术，预期寿命大于 12 个月，存在外科手术禁忌；②对于外科手术高危且解剖特点符合主动脉置入术的患者，经导管主动脉瓣置入术可作为外科手术之外的另一合理的选择。随着技术的进步，未来经导管主动脉瓣置入术手术的适用人群会进步扩大，可能还包括：外科术后瓣膜退化、二叶式主动脉瓣、中低危险及晚期肾功能不全人群。

93. 经导管主动脉瓣置入手术的疗效如何？

目前，经导管主动脉瓣置入术发展迅速，全球已有 5 万多例（主要在欧美国家）患者接受了经导管主动脉瓣置入术治疗。经导管主动脉瓣置入术整体上是安全、有效的，不但可以降低症状性三叶式钙化性主动脉瓣重度狭窄患者跨瓣压，改善患者的症状，提高其生活质量及 6 分钟步行距离，还可以提高心肌功能，逆转左心室重构，降低血浆脑钠肽（一种心力衰竭的血浆标志物）水平。研究证实，对于外科手术禁忌的三叶式钙化性主动脉瓣重度狭窄患者，经导管主动脉瓣置入术优于传统保守治疗；对于外科手术高危的三叶式钙化性主动脉瓣重度狭窄患者，经导管主动脉瓣置入术与外科手术效果相当。

94. 经导管主动脉瓣置入手术主要有哪些并发症？

经导管主动脉瓣置入术早期的并发症包括脑卒中、冠状动脉阻塞、Ⅲ度房室传导阻滞、血管并发症、肾功能衰竭、心脏破裂、心包压塞、出血、主动脉夹层和死亡。目前研究显示，患者术后 30 天主要并发症的发生率为 20%～40%。住院期间死亡率 5%～8%，术后 30 天死亡率 8%～10%，术后 1 年死亡率 19%～

24%。随着技术的进步，并发症会进一步减少。

95. 心脏瓣膜病能否采用机器人外科手术?

1995 年美国 IntuitiveSurgical 公司制造了达芬奇（daVinci）机器人手术系统，2000 年通过了美国食品和药物管理局（FDA）认证后，达芬奇机器人手术系统成为世界上首套可以正式在医院手术室中使用的机器人手术系统。目前，在心脏瓣膜病中，机器人手术仅适用于单纯的二尖瓣成形术或二尖瓣置换术，临床结果尚满意。但目前尚无机器人手术与常规开胸或腔镜下二尖瓣成形术对比的临床随机试验。随着机器人系统相关技术和设备的发展，机器人手术技术有望进一步推广。

二、住院中问题

96. 主动脉瓣关闭不全的手术适用哪些患者？

主动脉瓣关闭不全的手术适应证根据患者症状、心功能状态、心室及主动脉根部结构变化综合考虑，以便及时手术，术后达到较理想的心功能及生活质量恢复。目前认为，下列主动脉关闭不全患者应手术治疗：①症状明显；②无明显症状但心脏已出现失代偿改变，如左心室收缩功能显著下降、左心室或升主动脉明显扩张等。

97. 主动脉瓣狭窄的手术适应证是什么？

主动脉瓣狭窄患者如果出现活动后呼吸困难、心绞痛、晕厥等症状均应接受手术治疗。而对于无症状患者，若有下列情况也应尽早手术：重度主动脉瓣狭窄，但运动试验可出现上述症状；心脏超声检查提示左心室收缩功能明显下降、主动脉瓣跨瓣流速>5.5m/s 或年增加速率≥0.3m/s、主动脉瓣严重钙化等。

98. 二尖瓣关闭不全的手术适应证有哪些？

目前认定的二尖瓣关闭不全患者的手术适应证包括：①存在

劳累性心慌、气短或胸闷等症状；②无明显症状，但心脏超声提示存在中等量到大量的二尖瓣反流、左心房明显增大伴或不伴近期阵发性房颤、左心室舒张末期直径大于 6cm、左心室收缩功能明显下降。

99. 二尖瓣狭窄的手术适应证是什么？

二尖瓣狭窄患者的手术适应证取决于血流动力学的异常程度而非症状轻重。大部分血流动力学明显异常（瓣口面积 1.0～1.5cm^2）、或左心房明显增大的二尖瓣狭窄患者，存在诱发房颤、心房血栓脱落及瓣环瓣叶钙化纤维化加重等潜在风险，即使没有症状也应考虑介入治疗或外科手术治疗。

100. 三尖瓣关闭不全的手术适应证有哪些？

轻至中度三尖瓣关闭不全患者可以通过内科治疗控制症状，重度三尖瓣关闭不全如果出现右心房明显增大和体循环淤血，存在下肢浮肿、颈静脉曲张、肝脏大等症状应手术治疗。如果术前合并肺动脉高压，超声检查提示三尖瓣瓣环扩张、中度以上的关闭不全，亦应考虑手术矫正。需要指出的是，三尖瓣置换术中远期效果欠佳，一般首选成形术，所以术前手术指征的把握应慎重。

101. 为什么50岁以上的瓣膜病患者术前要做冠状动脉造影检查?

如果瓣膜病患者存在冠心病而在瓣膜手术前未被发现,手术风险极大,甚至存在手术无法下台的可能性。因此对于既往患有冠心病或合并多种冠心病危险因素(如高血压、吸烟等)以及年龄在50岁以上的患者,在心脏瓣膜手术前均需行冠状动脉造影检查,以明确冠状动脉的情况或病变的严重程度,以便决定是否同期行冠状动脉搭桥手术。

102. 心脏瓣膜手术前为什么术前要查血沉、类风湿因子等?

我国相当一部分心脏瓣膜病患者是由风湿热引起,血沉增快提示可能有风湿活动。此外,部分心脏瓣膜病患者可合并自身免疫性疾病,血沉和类风湿因子等指标也可以有所提示。术前常规检查血沉、类风湿因子等可排除手术禁忌证或发现相关问题,并指导治疗。同时亦可多次复查,动态观察检查结果,以选择合适的手术时机,减少手术死亡率及并发症的发生。

103. 心脏瓣膜病患者术前应做哪些检查?

心脏瓣膜手术前一般需要完成下列常规检查:①实验室检查:包括血常规、尿常规、大便常规、凝血功能、乙型肝炎抗体、丙型肝炎抗体、艾滋病抗体、梅毒抗体、血型、血生化检查、血气分析、血沉、抗"O"、C-反应蛋白、类风湿因子及甲状腺功能；②辅助检查：心电图、胸片、超声心动图及呼吸功能等。必要时部分患者需做颈动脉超声以及冠状动脉造影检查。

104. 为什么心脏瓣膜病患者入院后不能擅自出病房?

心脏瓣膜病患者在某些因素刺激下容易诱发心慌或胸闷等症状，部分患者入院后需要佩戴遥控心电监护仪。遥控心电监护仪设有报警阈值，医护人员在护理站会实时监测其遥测信息，出现问题后可以随时诊断和处理。但遥控心电监护仪的侦测距离有限，患者外出后可能造成信息链中断，在无他人知晓下一旦发生恶性心律失常，难以获得及时抢救，较为危险。因此，心脏瓣膜病患者住院后不能擅自出病房。

105. 感冒、发热的患者能做心脏瓣膜手术吗?

如不是急症手术，感冒、发热的患者不宜在上述症状未控制前做心脏瓣膜手术。感冒为上呼吸道感染，多为患者抵抗力下降、病毒感染所致，可继发呼吸道细菌感染；发热也是机体炎症反应加重的表现。若不积极治疗而贸然做瓣膜手术，极可能导致呼吸系统感染加重、并发感染性心内膜炎等，手术风险极大。因此，术前应积极控制患者感冒和发热症状，待机体免疫力恢复后再择期安排心脏瓣膜手术。

106. 患者月经期能做手术吗？

患者月经期一般不建议做心脏瓣膜病手术，因为月经期间女性凝血功能异常，手术出血风险会增大。此外，月经期妇女身体免疫力也下降，容易发生感染。但对于一些急重症患者，经过充分的术前准备也可以做手术，但是手术风险增大。

107. 手术前为什么需要患者做好心理上的准备？

由于心脏直视手术是心脏外科的大手术，不同疾病的患者对手术会产生不同的心理反应。成年人由于术前病程迁延较长，久受疾病的困扰和折磨，心理活动比较复杂，其共同心理特点是盼望手术心切，但又怕手术发生意外而产生恐惧、焦虑，表现为情绪紧张、坐卧不安、甚至哭闹。有文献报道，术前不良心理反应对手术预后有直接影响，因此，患者术前做好充分的心理准备是十分重要的。

108. 医护人员及患者家属术前应如何协助患者做好心理准备？

为了帮助患者正确认识手术，积极配合治疗，医护人员应做好术前宣教和指导，向患者介绍与心脏手术有关的知识，让患者了解手术过程，必要时可陪其参观监护病房，让患者配合治疗。

家属在术前给患者以正确的引导、支持和鼓励是十分必要的。医护人员与家属应共同帮助患者克服惧怕手术的心理，帮助其树立战胜疾病的信心，使患者能在最佳的身心状态下接受手术。

109. 心脏瓣膜病患者术前要做哪些训练?

心脏瓣膜病患者术后需卧床，为减少术后并发症，促进康复，术前要对患者进行一些训练，包括：①深呼吸训练：心脏手术后一般采用腹式呼吸，患者将两手分别放于季肋部、上腹部、肩、臂及腹部放松，使胸廓下陷，用口逐渐深呼气；②吹气球：患者可在手术前数日内每日适当吹气球数次以增加其肺活量；③咳痰训练：在深呼吸后，利用腹肌动作用力咳嗽，将痰充分排出。

110. 手术前一日为什么要为患者做手术区域皮肤准备?

手术前一日护士要按常规为患者剃毛、清洁皮肤，即皮肤准备，又称"备皮"，其目的是预防刀口感染。长期不能洗澡的患者术前要擦身，但要注意保暖，防止感冒。

111. 心脏瓣膜病患者术前该如何进行肠道准备?

心脏瓣膜病手术一般无需进行特殊肠道准备。为保证手术安全，患者术前至少需禁食水 6 小时。一般情况下，手术当日禁食，可静脉输液补充营养（尤其是第二台、第三台手术）；术前一日可正常进餐，但以清淡为主，不宜吃较多不易消化的食物，以免影响术后胃肠道功能恢复。对于有便秘病史的老年患者，术前一日需少进晚餐，通过静脉补充营养，避免术后出现腹部并发症。

112. 心脏瓣膜病患者术前如服用华法林、阿司匹林等抗凝药该如何处理？

患者如术前服用华法林、阿司匹林等抗凝药，其凝血功能较正常人低，如不做相应处理而立即手术，会增加术中止血难度及手术风险。一般情况，华法林需停药3天左右，阿司匹林需停用5~7天，期间抗凝可用低分子肝素（因其半衰期短，不影响术中止血）皮下注射替代。如患者病情紧急而需立即手术，可用维生素K中和华法林、术前备血小板部分抵消阿司匹林作用，但手术风险较大。

113. 术前患者及家属需要履行哪些知情同意手续？

一般情况下，术前一日医生会向患者（在征得患者及家属同意后）及其家属就手术事宜进行沟通，详细说明术前诊断、手术方案及术中易出现的问题和术后患者的预后情况，并解答患者及家属提出的问题。患者及其家属需仔细阅读手术知情同意书、麻醉知情同意书及输血知情同意书等，充分了解手术风险后并签字同意。

114. 手术知情同意书中写了那么多并发症，是否都会发生?

手术知情同意书中的并发症并不一定会发生。心脏手术危险性受许多因素影响，每个危险因素的严重性、影响程度不同，其发生的原因和机制也都各有不同，并不是每个接受心脏手术的患者都能遇到这些危险因素，这些危险因素的发生多与患者术前的基础状态、心脏功能状态、疾病的严重性有关，也与患者心脏病变的病因、病程的长短和其他重要脏器的功能状态有关。

115. 手术团队会在术前安排病例讨论吗?

术前病例讨论是医院的核心制度之一。一般在手术前几日由科主任组织术者、助手及相关科室人员参加术前讨论会，会上将详细研究手术方案、操作步骤、术中可能发生的问题及应对预案、术后监护要点等，避免手术意外，提高手术成功率。术前讨论会后医生会与患者家属积极沟通，充分说明患者病情、手术风险及预后。

116. 什么是二尖瓣成形术?

二尖瓣成形术是通过手术方法修复二尖瓣，恢复其功能，并且最大程度保留患者自身的二尖瓣解剖结构。一般而言，二尖瓣成形术优于二尖瓣置换术。二尖瓣成形术的优势包括患者生存率高、左心室功能保存更完善、血栓栓塞抗凝相关出血和心内膜炎发生率较低。心脏瓣膜成形的可行性取决于二尖瓣病变的病因和病理所见以及手术专家的技能。

117. 什么是瓣膜置换术？

部分心脏瓣膜病患者由于瓣膜损害严重，用球囊扩张或成形修复的方法不能恢复其功能，甚至手术后反而导致血流动力学改变，使心脏功能日趋恶化。这类患者适合行瓣膜置换术。在体外循环下，切除原有病变瓣膜，用合成材料制成的机械瓣膜或用牛心包、猪瓣膜等制作的生物瓣替换原有的病变瓣膜。使用机械瓣患者，为了预防栓塞并发症，患者术后需长期进行抗凝治疗。用生物瓣者无需长期抗凝治疗。

118. 什么叫瓣膜修复术，有什么优缺点？

瓣膜修复术也称瓣膜成形术，一般适用于病变相对较轻的心脏瓣膜，手术医生可以借助手术刀切开相互融合的狭窄的瓣膜，解除狭窄，或者修复脱垂关闭不全的瓣膜、恢复瓣膜的开启和闭合功能。瓣膜修复术可保留患者自身瓣膜组织，从而摆脱需终身服用抗凝药物的困扰。部分瓣膜修复术中植入人工成形环，一般需口服抗凝药 3~6 个月。

119. 所有的心脏瓣膜都能修复吗？在什么情况下要做瓣膜置换术？

并不是所有的病变心脏瓣膜都能修复。一般情况下，先天性畸形、心脏退行性病变或缺血性病变等原因引起的部分二尖瓣关闭不全、三尖瓣关闭不全、肺动脉瓣狭窄等病变可通过手术修补（成形术）获得较好的中远期效果。其余病变及严重病变不能修补或修复失败后则需行心脏瓣膜置换术。具体情况需要根据患者瓣膜病变特征及主刀医生的经验做出决定，相当部分病例往往在术中才能做出最后的决定。

120. 瓣膜置换术的疗效如何？

当今一系列报道显示单纯主动脉瓣置换术和二尖瓣置换术死亡率很低。单纯的主动脉瓣置换的手术死亡率在 4% 左右，术后预期 10 年生存率为 65%~75%；单纯的二尖瓣置换术后死亡率为 3.4%，术后 10 年生存率 50%~81%。

121. 什么是主动脉瓣狭窄直视分离术？

儿童或青年人单纯性主动脉瓣狭窄者，大多数属非钙化性二叶畸形，故在直视下做简单的瓣叶切开术即可获得良好的血流动力学效果，其手术死亡率低于 2%。此种手术不仅限于有症状者，而且还适用于瓣口面积小于0.4平方厘米面积无症状的儿童和青年患者。手术虽可使血流动力学得到明显改善，但不能使瓣叶的解剖情况完全恢复正常，在瓣叶周围仍有湍流存在，以后可发生瓣叶进一步畸形和钙化与再狭窄，仍需进行主动脉瓣置换手术。

122. 风湿性心脏病患者术前应进行哪些处理？

风湿性心脏病患者术前需要完成一些相关检查，包括：①实验室检查：血常规、尿常规、大便常规、凝血功能、乙型肝炎抗体、丙型肝炎抗体、艾滋病抗体、梅毒抗体、血型、血生化检查、血气分析、血沉、抗"O"、C-反应蛋白、类风湿因子及甲状腺功能。②辅助检查：心电图、胸片、超声心动图、呼吸功能、四肢血压，必要时需做颈动脉超声以及冠状动脉造影检查。根据患者具体情况通过药物调整心脏功能，嘱患者做好呼吸道准备以及心理准备等。

123. 老年性风湿性心脏病如何治疗？

老年性风湿性心脏病如果没有绝对的手术禁忌证，治疗上和正常成人的治疗原则一致，但外科手术风险相对会增高。

124. 患者手术前为什么需要禁食、禁水？

患者手术前禁食、禁水，是避免术中胃内容物反流误吸进入呼吸道，引起窒息、感染，并减轻术后胃肠道反应。

125. 心脏瓣膜病手术时主要的麻醉方法有哪些？

心脏瓣膜手术的主要麻醉方法为全身麻醉，简称全麻。全身麻醉时麻醉药经呼吸道吸入或静脉、肌内注射，使患者产生中枢神经系统抑制，呈现神志消失、全身无痛觉，也可有反射性抑制和肌肉松弛等表现，同时保证重要脏器生理功能、提供满意的手术条件。

126. 全身麻醉对大脑会不会有损伤？

当今采用的全麻药进入人体后多数不参与人体代谢，以原形从人体排出，并且对人体各脏器功能影响很小，迄今还没有发现对人的大脑有损害作用的麻醉药。极个别人在应用某种静脉麻醉药后可能会出现短暂可逆性的精神症状，但很快能自行缓解。因此，全麻药和全麻方法本身对大脑没有损害作用。

127. 心脏瓣膜病手术的过程和所需时间是怎样的？

患者被接到手术室后，先要做一些准备工作：安置患者合适的手术体位、手术区域消毒、心电图和电极板的连接、动静脉穿刺、麻醉前准备、气管插管等，大约需要 1 个小时。手术中医生会根据患者心脏瓣膜受损的程度和病变的性质，采取手术修复或置换全新的人工瓣膜。整个手术时间依据术中的情况有所不一，一般单个瓣膜置换手术大约需要 2 个小时，复杂的病变可能时间会更长一些。

128. 患者麻醉苏醒时有什么感觉?

患者麻醉苏醒后恰如人睡足了醒来,麻醉药物在体内被代谢殆尽时,麻醉状态便不能继续保持,人便进入麻醉苏醒阶段。当患者睁开双眼,能听到医生呼唤、全身肌肉力量恢复时,气管导管会被拔除,少部分患者可以逐渐感觉到手术创伤带来的疼痛。

129. 什么叫体外循环?

体外循环是一种特殊的"人工心肺机",手术期间它可以暂时替代患者的心脏和肺脏进行工作。同时全身降温,使心脏停止跳动后便于医生在静止的心脏进行操作。同时,医生会用心肌保护液将患者的心脏保护起来,使血液和体外循环机连接,以保证正常的心肺循环。手术结束后,患者恢复正常的心脏跳动,再撤出体外循环机。

130. 体外循环有必要吗,有什么风险?

心脏瓣膜手术只有在体外循环的支持下才能够进行,但是也有相应的风险。如内环境紊乱、血液有形成分破坏、多器官功能的损害、栓塞、全身炎症反应等。

131. 心脏瓣膜手术体外循环时血液会凝固吗？

不会。体外循环时可采用肝素抑制患者的凝血系统，防止血液在接触体外循环管道或在术野中凝固或形成血栓，保持患者血液循环通畅。手术结束后可采用一定比例的鱼精蛋白中和肝素，以恢复患者的凝血功能。

132. 主动脉瓣重度狭窄可否保守治疗？

药物保守治疗可控制主动脉瓣狭窄患者的心率，缓解胸闷等症状，但不能从根本上解决问题。目前，主动脉瓣重度狭窄除外科手术置换瓣膜或经皮介入行带瓣支架植入等有创治疗外，尚无其他更好的治疗手段。

133. 心脏房颤以后就不能换生物瓣膜了吗？

房颤患者可以更换生物瓣，并在术中直视下行房颤射频消融手术，但是射频消融手术有一定的房颤复发率，所以一旦房颤复发也同样需要长期抗凝治疗，从而抵消了置换生物瓣膜的意义。

134. 风湿性心脏病患者如存在左房血栓该怎样治疗？

风湿性心脏病患者如果左房有血栓，存在血栓脱落进入体循环可能，出现动脉栓塞导致中枢神经系统损害或肢体缺血等严重并发症，重者甚至可导致患者死亡。因此，这种情况下应该尽早手术，一旦发现左房血栓，术前应该立即在医生指导下接受肝素或华法林抗凝治疗。

135. 为什么心脏瓣膜病患者手术后需进重症监护室？

因为心脏手术后患者各种重要的生理功能紊乱，呼吸、循环乃至全身多个系统的受损均需要得到严密、系统的监护及治疗，而只有重症监护室才具备这种治疗条件，所以这对于预见和预防并发症的发生并减少由此带来的医疗资源的耗费而言是一项极为重要并且有效的措施。

136. 心脏瓣膜病患者手术后在重症监护室待多长时间？

心脏瓣膜病患者手术后在重症监护室的时间根据病情而定。心脏手术后危险期一般为 24~48 小时，如果病情平稳就可以转回普通病房，但需根据患者各项指标恢复的情况来综合考虑，一旦出现一些相关术后并发症，则可能需要更长时间。

137. 患者在监护室如何配合治疗？

患者在监护室时，需向医护人员尽可能清楚地表达自己的主诉，并且完全信任医护人员，调整心态、积极配合。

138. 为什么家属不能进重症监护室探视患者?

重症监护室里都是术后早期的患者以及病情危重的患者，抵抗力低，易感染，同时 ICU 里医护人员密度较大，工作强度高，众多因素已经给 ICU 控制医院感染带来了很大的压力，因此，无特殊情况一般不允许家属探视。

139. 患者手术中会不会感觉很痛或者很难受?

为减轻患者的焦虑情绪，并减轻患者术中的应激反应，在术前护士一般会按麻醉师处方给患者注射阿托品及地西泮（安定）等麻醉前药品。待患者进入手术室后，麻醉师会使用一系列麻醉药物，让患者从清醒状态转为全麻状态。此时患者中枢神经系统受到抑制，对随后的麻醉操作（如气管插管、中心静脉穿刺等）以及外科手术操作并无痛觉。因此，患者在手术当中不会感觉很痛或很难受。

140. 心脏瓣膜手术过程中气管插管的作用及风险如何?

心脏瓣膜手术中，患者全身麻醉后由于暂时失去自主呼吸，需进行气管插管连接呼吸机管道以维持呼吸。此外，术中亦可经气管插管吸痰，保持呼吸道通畅。气管插管过程中可能出现牙齿脱落、声门损伤、声带麻痹、喉痉挛、喉水肿等并发症。部分患者可能因气管狭窄导致插管困难，需行气管切开术。

141. 心脏瓣膜病患者术后气管插管需保留至何时?

患者病情稳定后,逐渐减停镇静药物,待患者意识清醒、恢复自主呼吸、肌力满意后可逐渐调整呼吸机至完全脱机。如果患者耐受,复查动脉血气无明显异常,可拔除气管插管。

142. 患者带气管插管期间怎样与重症监护室工作人员进行交流?

可以通过对医护人员的问话进行判断,用肢体表述或者点头、摇头表达自己的意思。

143. 目前的机械瓣膜和生物瓣膜主要是什么材质构成的?

植入心脏的人工心脏瓣膜有机械瓣膜和生物瓣膜两种类型。机械瓣膜由人造材料制成,通常为钛、石墨基质以及热解碳。生物瓣膜材质取自动物身上的材料,通常取牛或马的心包或猪瓣膜经人工加工制作而成,其特点是更接近人体生理瓣膜的特性。

144. 机械瓣膜有哪几种分型?

目前机械瓣膜分为单叶瓣膜和双叶瓣膜两种。瓣膜在体内相当于大门的作用,我们把这个圆形的人工瓣膜看似一个"门框",

门框里边只安装一扇门的就是"单叶瓣"，门框里边安装两扇门的就是"双叶瓣"。研究显示，植入双叶瓣膜会使血流更通畅，并且其耐久性更好。

145. 心脏瓣膜成形环有何作用？

临床上采用与患者体重、年龄相适应的心脏瓣膜成形环缝合于瓣环位置，以缩小扩张的瓣环，恢复瓣环椭圆形状，达到恢复瓣膜正常关闭功能的目的。心脏瓣膜成形环主要适用于二尖瓣、三尖瓣瓣环扩大为主要病变的瓣膜关闭不全患者。与置换机械瓣膜相比，其优点是术后华法林抗凝治疗仅需 3~6 个月。

146. 人工心脏机械瓣膜与生物瓣膜的利弊有哪些？

（1）人工心脏机械瓣膜具有良好的耐久性，且同一型号下有大小不等的尺寸，覆盖范围广，可为一些体表面积小的患者提供小口径的瓣膜。但植入机械瓣膜后患者需要终生接受抗凝治疗，以避免瓣膜周边血栓形成和血栓栓塞等并发症的发生，患者在怀孕、接受其他手术时会增加出血的风险。此外，多数患者植入机械瓣膜后，能够听到瓣膜开闭时规律而柔和的声响，如果人工瓣膜声音过大，则会影响患者生活质量。

（2）生物瓣膜与机械瓣膜相比，其模拟人体生理瓣膜具有瓣膜柔韧、开闭灵活的特点；置换后无声响；血栓发生率低；最大的优点是无须终生接受抗凝治疗。但生物瓣耐久性相对差，会逐渐老化、衰败，一般在植入后的 15~20 年有些患者可能面临二次手术。

147. "卡瓣" 是怎么回事?

"卡瓣" 是指人工机械瓣植入心脏后瓣叶活动故障,造成血流受阻,可分为急性卡瓣或慢性卡瓣。目前,临床上 "卡瓣" 发生概率小,但可导致心脏骤停等严重不良事件。因此,一旦发现,应及时积极处理。引起 "卡瓣" 的原因包括瓣叶血栓形成、主动脉内膜过度增生卡住瓣叶及瓣膜装置本身机械故障等。

148. 心脏瓣膜病患者术前如何选择人工心脏瓣膜?

机械瓣膜与生物瓣膜的优势各有千秋,选择心脏瓣膜时应综合考虑瓣膜特性及个体差异性。在瓣膜特性方面主要考虑选择血栓发生率低、噪声小以及耐用性持久的瓣膜。在个体差异性上应考虑患者年龄、体表面积、抗凝条件及生育情况等因素。因为生物瓣膜可能面临二次手术的问题,患者的预期寿命成为选择瓣膜种类的因素之一;机械瓣膜植入后需终生服用抗凝药物,若患者长期居住的环境没有便利的就医条件,难以做到及时复诊和随时复诊,这将阻碍患者选择机械瓣膜。当前的生物瓣膜更具优势:生物瓣膜耐久性更好、使血流更通畅,且植入后无需终生抗凝治疗,大大提高了患者的生活质量。生物瓣膜一般在术后 15~20 年出现老化、磨损,此时患者可采用微创方法(如经皮主动脉瓣置换术)来修复瓣膜;如患者身体条件允许,可进行二次瓣膜置换手术。目前,生物瓣膜在临床的应用中备受推崇。

149. 植入的瓣膜或者瓣膜成形环是否越大越好?

植入的瓣膜及瓣膜成形环大小并无绝对标准，既非越大越好，也不是越小越好，都必须根据患者心脏的实际情况以及体重等指标综合决定。

150. 何为自体瓣膜移植术，有什么优缺点?

自体瓣膜移植术是利用患者自体功能、结构正常的肺动脉瓣做主动脉瓣置换手术，原来的肺动脉瓣用同种或异种带瓣管道置换（即 ROSS 手术）。该手术的优点是术后新的主动脉瓣仍有活性，理论上可随患者身体发育而继续生长，且无需服用华法林抗凝，从而避免出血或抗凝不足等相关并发症。但该手术操作复杂，大部分患者在术后远期因肺动脉瓣外管道衰败面临二次手术的问题。因此，其手术适应证较为严格，需在有经验的心脏中心开展，目前主要用于部分儿童及年轻主动脉瓣患者。此外，也有报道采用自体肺动脉瓣置换病变的二尖瓣（即 ROSS II 手术），但临床应用极少，其疗效有待临床进一步验证。

151. 怎么样才能知道置换的瓣膜或瓣膜成形术后功能良好?

瓣膜病患者行瓣膜成形术或置换术后，若瓣膜病功能良好，一般能明显缓解症状。患者亦可通过复查超声心动图了解术后瓣膜功能情况。

152. 风湿性心脏瓣膜病合并血栓形成患者是否急需手术，手术成功率如何？

风湿性心脏瓣膜病合并血栓形成者，一旦发现应该尽早手术，避免血栓脱落，造成脑梗死或者肢体栓塞。手术中清除心脏内血栓，手术成功率同换瓣患者。

153. 什么是瓣周漏？

瓣膜置换术后，各种原因导致人工瓣膜与心脏瓣环组织的缝合缘有血流通过为瓣周漏。瓣周漏在心脏瓣膜置换后的发生率为 5%~17%。发生瓣周漏的患者有些没有临床症状，有些则有溶血和（或）心力衰竭的表现。病变严重者可通过再次手术或介入封堵术进行治疗。

154. 什么是低心排出量综合征？

低心排出量综合征一般见于心脏外科术后早期原发于心肌损害的心脏泵血功能低下，导致心脏排血量不能满足身体各重要脏器的需要，并代偿性引起机体外周血管收缩、外周组织灌注不足、缺氧等，是导致患者术后早期死亡主要原因之一。

155. 怎么预防低心排出量综合征?

术前严格掌握手术适应证；对于心功能较差的患者，如病情允许，术前应用药物积极调整，待心功能好转后再行手术；术中操作应尽量轻柔，避免损伤心肌组织；术后动态监测动脉压、中心静脉压、气道阻力、血氧饱和度和定时行血气分析检查等，及时对症处理。

156. 心脏瓣膜手术为什么会引起心律失常?

人体正常心律受多方面因素调节，心脏瓣膜手术围术期患者机体内外环境变化较大，可引起心律失常，严重者如室颤可危及生命。术后心律失常的诱因包括：①术中操作损伤心脏传导束；②术后电解质紊乱；③心脏容量不足；④发热等。

157. 怎么预防心脏瓣膜病术后心律失常?

针对术后心律失常的诱因及时处理，可预防心脏瓣膜术后心律失常，具体措施包括：术后密切监测心律，严格控制 24 小时液体出入量，及时抽血化验血电解质指标（尤其是血钾浓度）并及时纠正，外科医生术中仔细操作等。部分患者术中需要留置临时心脏起搏导线。

158. 心脏瓣膜病术后临时起搏器需要带多久？

如果患者术后自主心律平稳，一般可在出院前去除临时起搏导线及起搏器。部分患者如有严重的房室传导阻滞（如完全性房室传导阻滞），自主心率过慢，则应根据具体情况安装永久心脏起搏器。

159. 瓣膜手术后诱发左心室破裂的原因及其应对措施有哪些？

左心室破裂是瓣膜置换手术最严重的并发症之一，主要见于二尖瓣置换术后，死亡率极高。导致其发生的原因较多，包括高龄、左心室心腔小、心肌脆性较高、手术操作带来的机械性损伤等。一旦发生，应迅速建立体外循环，修补破损心肌，但不能明显降低患者的死亡率。

160. 心脏瓣膜手术后为什么会出现多器官功能衰竭？

多器官功能衰竭是指机体在经受严重损害后，发生两个或两个以上器官的功能障碍。心脏瓣膜术后部分患者出现多器官功能衰竭时，由于：①体外循环对血液及机体内环境的破坏；②术前存在器官基础性病变，如肝肾功能不全、肺部炎症等；③术后低心排出量综合征及并发其他脏器缺血、缺氧；④感染等。

161. 瓣膜手术为什么会造成溶血?

瓣膜手术后，因为有成形环、人工瓣膜或者瓣周漏，血流通过异物或者漏口造成血细胞机械性破坏而产生溶血。

162. 二次心脏瓣膜手术和第一次手术一样吗? 为什么?

二次心脏瓣膜手术和第一次手术不一样，二次手术难度、复杂程度和手术风险都较第一次手术高。主要是由于二次手术时患者胸骨后及心包组织粘连严重，心脏周围结构基本无正常间隙；手术开胸时容易导致大出血或损伤冠状动脉等重要结构，严重时可危及生命。因此，二次手术中往往在患者腹股沟部分切一小口，先游离出股动脉，以便术中出血不易控制时行股动脉插管抢救。

163. 二次手术能不能用第一次手术的瓣膜?

二次手术中，如果发现第一次手术时使用的人工瓣膜完好、无功能障碍，可以根据具体情况继续使用。

164. 心脏瓣膜正中切口手术刀口有多长?

传统的正中切口一般从胸骨角至剑突的连线约 10cm，因个体差异而有差别。部分患者可行胸骨上段或下段小切口，其长度可缩小至 6~7cm。

165. 手术结束后锯开的胸骨怎么办？

心脏手术结束后锯开的胸骨可用多根钢丝或者专用固定器固定，固定钢丝一般会永久留在患者体内。

166. 手术当中心脏为什么要停跳？

术中建立体外循环，阻断升主动脉并灌注停跳液后使心脏停跳，可保持术野静止、无血，保证心内操作顺利进行，并避免因心脏跳动而使气体进入主动脉引起其他脏器气栓。此外，心脏停跳后，心肌能量消耗大幅降低，有利于保护心肌。

167. 手术做完以后，心脏还能再恢复跳动吗？

心脏手术结束后，将心脏内的气体排尽，开放循环，当冠状动脉得到正常血液灌注后，心脏可以复跳。

168. 手术结束时怎么处理出血？

手术结束时关胸止血阶段可通过鱼精蛋白中和术中给予的肝素，恢复患者的凝血功能。外科医生可通过结扎、缝合及电烙等方法进行手术创面止血，并在明确术野无明显性活动性出血后关胸。术中常规留置 2~3 根引流管以引流创面渗液，一般在术后

48 小时内明确无明显胸液后予以拔除。

169. 瓣膜手术是不是要切开心脏，心脏切开以后还能缝合吗？

心脏瓣膜手术需要切开心脏进行心内直视手术，术中依据瓣膜种类而采用不同的切口，如主动脉瓣手术行升主动脉切口，二尖瓣、三尖瓣手术则行右心房切口等。瓣膜操作完成后可用缝线予以缝合。

170. 手术当中会不会出现术前没有诊断出的病变？

由于心脏病变的复杂性及术前各种检查手段的局限性，术中可能会出现一些术前尚未明确诊断的病变。

171. 手术中切下的病变瓣膜如何处理？

术中切下的病变瓣膜一般送病理科做病理学检查，以进一步明确病变性质。

172. 心脏瓣膜病术后患者何时能清醒？

心脏瓣膜外科手术一般需要一定深度的麻醉，术后根据患者病情决定镇静麻醉药维持时间。一般轻症患者，可较早停用镇静剂，患者在术后早期的 2~6 小时清醒，此类患者可采用"快通道恢复"策略。对于重症患者，则需维持较长镇静时间，以避免因疼痛或情绪激动而加重心脏负担，让机体各脏器能充分休息且相对平稳后逐步减少镇静麻醉药，使患者逐步清醒。

173. 为何有些重症心脏瓣膜病患者要先内科药物调整后再考虑手术？

部分心脏瓣膜病患者由于就诊时间偏晚，瓣膜病长期的损害，心脏收缩功能明显低下，或心室腔巨大，身体出现肝脏大、下肢浮肿、不能平卧等心衰表现，已错过最佳手术时机。此时若手术，其手术风险极大。一般建议先用药物进行强心、利尿等内科治疗以调整心功能，改善机体一般状态后再行手术治疗，可显著降低手术风险。

174. 瓣膜置换术后有反流是怎么回事？

因为目前人工瓣膜的制作工艺技术问题，术后通过超声心动图检查可以看见一些通过瓣口中心性的反流，如果在可接受范围，无需特别关注。

175. 心脏瓣膜病患者如何进行自我心理调整？

患者在得知患有心脏瓣膜病或在术后早期可能会有一段情绪

低落的时期。此外，机械瓣膜置换术后，患者在安静状态下能闻及心脏瓣膜的开关机械声音，早期不适应，甚至影响睡眠，这都是正常的现象。心态平衡是心脏瓣膜病最好的养生方法，患者应保持乐观平静的心态，学会自我调节，多与家人沟通，并保证充足的睡眠，必要时口服镇静催眠药。

176. 记录24小时出入量是怎么回事，该如何记录？

24小时出入量是指记录一天24小时内所有进入和排出患者身体的水分，其中"入量"包括输液，进食水、粥、汤、面条、水果、酸奶等，"出量"主要为尿液、早期胸腔引流液以及呕吐液等。家属应该用笔记录下每次各种食物和水的量以及身体排出的液体量，作为术后医生诊治的参考。

177. 心脏瓣膜术后患者为何要控制水的摄入量？

水对患者术后早期的恢复非常重要。大部分患者在手术清醒后都会有口渴感觉，但这是一种正常的假象，在医院里有静脉输液和密切监护，一般不会缺水。如果过量饮水，血容量就会增加，从而加重心脏负担。此外，手术后早期患者多合并低蛋白血症，这些多余的水分就渗透到组织间隙，导致肺间质水肿，个别患者甚至发生急性心功能不全，不利于术后恢复。对于一般成人来说，如果没有大量出汗、大量排尿、腹泻等情况，每天24小时的总入量应该控制在2500毫升左右。患者饮水的方法要像喝白酒那样用小药杯，一次少量，均匀摄入。

178. 为什么术后早期应积极排便，如果便秘怎么办？

手术前禁食水，手术后活动少，导致有些患者术后几天不大便。大便在结肠中停留时间长了，其中的水分会被肠壁吸收后使大便变干，导致排便困难。一方面，便秘导致体内毒素难以排出，另一方面可引起腹胀并抬高膈肌以致影响呼吸。因此，手术后应该每天积极排便，不一定排很多，只要排干净就行。患者也可以增加水果、蔬菜摄入量，必要时可以服用通便药物或外用开塞露。

179. 患者术后应该如何安排睡眠？

有些高龄患者睡眠本身就少，术后回到病房，白天精神差，长时间卧床睡觉，晚上则失眠，导致第二天精神更差，影响进食和下床活动，形成恶性循环，不利于术后恢复。解决的办法，一是白天不要多睡，二是睡前服用安眠药物，尽可能扭转这种昼夜颠倒现象。另外，部分患者实际上是饮水过量导致咳嗽，从而影响睡眠，应及时告知值班医生处置。

180. 患者如何进行手术后的自我管理？

首先，在病房恢复期间，患者要保持乐观积极向上的情绪，加强营养，注意劳逸结合，根据体力做适当的床上和地上锻炼，积极配合医护人员，使身体尽快康复。接下来需要在家中慢慢调养，使身体逐渐恢复。同时，患者应了解手术仅仅改善了心脏瓣膜的功能，使血流恢复通畅，但导致瓣膜性心脏病的诱因依然存在。因此，术前患有风湿性心脏病者，术后仍需抗风湿治疗，防止风湿病复发；既往有高血压者，术后早期血压可能恢复至正常，但这并不代表高血压已经治愈，仍需坚持、规律服用降压药物治疗。患者要在日常生活中学会自我管理，做到按时服用抗凝药物、定时监测出凝血时间、定期复查、适当运动、合理膳食等。

181. 患者术后频繁咳嗽是怎么回事？

术后咳嗽是非常常见的症状，一般有干咳和咳嗽伴白稀痰、白黏痰、黄痰等，不论哪种咳嗽都需要向医生及时反映。如果咳嗽伴有白稀痰，而且平卧时会加重，往往是水分摄入过多的表现，需要严格控制水分的摄入量；如果咳嗽伴有黄痰，往往是感染的征象；如果是干咳，则一般是刺激性咳嗽，没有大碍，只需要对症处理就可以。

182. 患者手术后该如何安排下床活动？

患者术后 24~48 小时在病情允许情况下应尽早下床活动，护理人员或家属帮助患者逐步从坐于床上到坐于床边，直到离床在室内短距离步行，72 小时后活动量加大，可沿病房走廊步行，注意开始速度要慢，随着体力和心功能的改善，逐渐加快步行速度，注意活动时以患者不感到疲劳为度。术后早期若不能下床，可在床上活动，如翻身、坐起、活动手脚等。

183. 手术后患者在病房应如何进行康复训练?

患者手术后在病房应做以下康复训练：①尽早下床活动；②活动上肢，包括上肢伸屈运动、上举及适当的扩胸运动；③鼓励患者生活自理：包括洗脸、刷牙、自己进餐和大小便等，这些日常生活活动能帮助患者恢复肢体协调性，在一定程度上增加了运动量，而且能增加患者的自信心。在此期间要鼓励患者吃高蛋白、高热量饮食，促进体力恢复和手术切口愈合，以使患者有足够的体力和良好的身体状况来配合训练。

184. 患者手术后早期康复训练有哪些好处?

近年来人们已经逐渐认识到，科学的术后早期康复训练对心脏病术后顺利恢复很有帮助，对于老年患者尤其重要。心脏瓣膜病术后康复训练的目的是为了促进心功能恢复，预防肺部、消化道等各器官并发症发生，有助于患者尽快恢复正常生活。适当的早期康复训练可使循环功能改善，促进切口愈合，改善肾脏灌注，减轻水钠潴留。活动量增加既能促进肺功能恢复，预防深静脉血栓形成，避免长期卧床容易导致的直立性（体位性）低血压，还能改善血流动力学状态，减轻神经体液性的过度反应等。

185. 患者手术后为什么要积极排痰，排痰的方法有哪些?

心脏手术后，肺及气管、支气管内会有痰液，如果不能及时排出，会影响肺部的气体交换，不仅造成患者缺氧或二氧化碳潴留，而且会继发肺部感染。所以，及时、彻底地排痰是很重要的。排痰有三个方法，一是有效的咳嗽，二是体疗（包括翻身和拍背），三是雾化吸入。另外，患者术后早期下床活动，可以明显改善肺部的情况，避免呼吸系统并发症的发生。

186. 患者术后为什么要带"胸带"? "胸带"要带多长时间?

常规胸骨正中切口时，术中被纵行锯开的胸骨是用不锈钢丝固定的。患者刚刚接受完手术，伤口比较疼，咳嗽和体疗会加重疼痛。骨质疏松、剧烈咳嗽等因素甚至可能导致钢丝将胸骨切断。术后使用弹力肋骨固定带（即所谓"胸带"），可一定程度上保护胸骨，并促使患者积极咳痰。这种固定带在很多药店和体育用品店都有售。

系带时应尽量靠近腋下，并保持适当的张力，一般建议在术后使用3个月左右。

187. 为什么术后患者会感到胸骨和背部肌肉不适?

心脏瓣膜病手术大多数为胸骨正中切口。胸骨纵向锯开后，用撑开器撑开伤口，除了胸骨的锯伤外，胸壁组织会有些挫伤，甚至小的骨折。手术后难免会有不同程度的疼痛感，患者应有一定的心理准备。手术后 24 小时内，由于手术中麻药的作用尚未消失，一般并不觉得疼痛。但第二天开始，疼痛就会变得明显，亦不必强忍，可肌内注射吗啡类镇痛剂或口服氨酚羟考酮片等止痛片缓解疼痛。

188. 患者手术后要保留导尿管吗，会很不舒服吗？

患者在术后早期要保留尿管。尿管保留期间，尿液会自动经尿管排出，患者可能有尿道不适，如同尿没排尽的感觉，这是尿管刺激尿道的正常反应，待患者能够自行床上排尿且循环稳定时就可以拔除尿管，其不适症状也会自行消失。

189. 心脏瓣膜病患者术后家属陪伴患者时应注意什么？

心脏瓣膜病患者术后，其家属陪伴时应注意以下事项：①家属陪伴时应多给予家庭关爱，家庭给予的情感支持、理解和关心可以减轻患者的痛苦，增强患者战胜疾病的信心；②尽量减少亲友探视，预防感染的发生；③在医护人员指导下，适时予以拍背，鼓励患者咳痰，并协助患者按时服药，记录其 24 小时出入量等。

190. 患者手术后要长期输液吗？

患者手术后一般不需要长期输液。心脏瓣膜病术后患者早期由于胃肠道功能尚未完全恢复，往往需要输液以补充人体所需的营养素及水分等。此外，患者术后早期亦需静脉途径输入抗生素以预防或治疗感染；但是随着病情的恢复，大部分患者在常规出院前可停止输液，除部分患者因感染性心内膜炎需长期静脉输抗生素，或因其他原因需禁食等需长期输液。

191. 什么情况下应行气管切开？气管切开的并发症有哪些？

心脏瓣膜病患者术后，极少数情况下需行气管切开，包括：①血流动力学不稳定或合并脑部并发症，需长期人工呼吸机支持者；②喉头水肿，上呼吸道狭窄呈闭锁者；③声带麻痹有呼吸困难或误吸；④气管内分泌过多或有吸入性肺炎。

气管切开并发症有出血、感染、气胸等，应严格掌握气管切开的指征，避免给患者带来不必要的损伤。

192. 心脏瓣膜病术后护士为什么要给患者拍背？

心脏瓣膜病患者一般由于长期肺瘀血、肺动脉高压，且年龄多偏大，患者呼吸功能减退，术后积极的拍背是一项非常重要的护理措施。恰当的拍背可以促进痰液的排出，同时有利于不张的肺叶恢复膨胀，降低肺部感染发生的概率。

193. 心脏瓣膜病术后咳痰会影响伤口愈合吗，该如何咳痰？

心脏瓣膜病术后患者要掌握正确的咳痰方法，先深吸一口气屏住，然后张口用力咳嗽，将肺底部的痰液咳出。术后恢复室及病房护士也会协助患者翻身拍背，促进痰液的排出。患者咳嗽时可能会感觉伤口疼痛，但不要过分紧张，手术切口部位有胸带保护，一般不会影响伤口愈合，千万不要因为害怕疼痛而不敢咳嗽，痰液坠积在肺内很容易导致肺部感染或肺不张等并发症。

194. 心脏瓣膜病患者手术后要在医院住多久？

心脏瓣膜病患者术后如无明显并发症，一般在监护室观察1~2天度过了术后早期危重阶段后即可转回普通病房，之后还要在普通病房住5~6天，一般可在术后第七天出院。如还存在一些需要在医院内治疗的问题，如伤口感染、心功能不全、发热、抗凝指标不稳定等，则需要在医院继续治疗一段时间。

三、出院后问题

195. 什么是华法林?

华法林是目前国内外最常用的抗凝药,是香豆素类抗凝剂的一种,在体内有对抗维生素 K 的作用,从而抑制由维生素 K 参与的部分凝血因子合成,达到抗凝作用。华法林起效后作用和维持时间亦较长,主要用于防治血栓栓塞性疾病。华法林药物的个体差异性极大,药物的治疗剂量不易掌控,剂量过大,易发生出血;剂量不足,易形成血栓。因此,服药时需同时监测出血和血栓的现象。目前市场上的华法林有国产和芬兰产的两种。

196. 心脏瓣膜置换或植入瓣膜成形环患者术后为什么要服用华法林?

正常的情况下,人体心血管系统内膜完整的内皮细胞层对正常流动的血液起到防止凝血的作用。当行心脏瓣膜置换术或人工瓣膜成形环植入术后,患者体内植入的外来异物直接接触血液,可激发凝血过程,容易形成血栓。华法林具有抗凝作用,所以被用来防止体内血栓形成。

197. 心脏瓣膜置换术后和成形术后服用华法林时长一样吗?

心脏瓣膜置换术后和成形术后服用华法林时长是不一样的。术中植入人工机械瓣膜的患者需终生服用华法林;而植入生物瓣膜者或瓣膜成形环的患者则仅需口服抗凝药物 3~6 个月,但对于同时合并房颤的高龄患者,建议终生服用华法林。

198. 心脏瓣膜病术后患者该如何监测华法林抗凝的强度?

口服华法林的患者,仅从生活上注意观察是不够的,患者还需定期到医院抽血化验凝血酶原时间(PT),根据凝血酶原数值推算出国际标准化比值(INR),依据 INR 来调整药物的剂量。如果 INR 高于抗凝值,说明有出血的危险,应适当减少华法林的剂量;如果 INR 低于抗凝值,说明有血栓的危险,应适当增加华法林的剂量。

199. 心脏瓣膜置换术后和成形术后患者血国际标准化比值多少合适?

目前中国医学科学院阜外医院外科成人中心对于瓣膜置换术或成形(成形环植入)术后 INR 值建议范围为 1.8~2.5。

200. 患者在服用华法林期间有哪些注意事项?

　　患者在服用华法林期间应注意以下内容:①定时服药:建议每天在同一时间服药,以确保药效的稳定性;②定期复查血 INR 值,以及时指导调整华法林用量;③注意药物配伍禁忌:某些药物会增强华法林的作用,如阿司匹林、可的松、吲哚美辛(消炎痛)等;某些药物会降低华法林的作用,如维生素 K、避孕药及激素类药物;④饮食注意事项:少吃富含维生素 K 的食物,如紫菜、人参、鳄梨等;⑤生活注意事项:尽量防止意外创伤出血;⑥就诊时应告知医生自己正在接受华法林药物治疗。

201. 华法林漏服了怎么办?

　　华法林漏服一般无大碍。偶尔漏了一天,一般不建议将漏服的剂量在后一天"补上"。如果漏服多日,应立即重新开始抗凝治疗,开头一二天可适当加量,更重要的是要同时严密监测(一周二三次)国际标准化比值(INR)变化,直至其达标。

202. 服用华法林过量怎么办?

　　华法林过量的症状是各种各样的出血表现。有出血的症状,如伤口出血不止、吐血、柏油便、肌肉血肿、皮肤下青紫、偏瘫或昏迷等,不论 INR 值是多少,都应该立即就医,详细告知医生近期服药情况,并严格按医嘱处理。一般情况下,若 INR 大于

3.0，当天需停药一次；若 INR 在 4.0 以下，如无出血，只要停药并每天检测 INR 即可；如 INR>4.0 或有出血表现，同时静脉注射维生素 K_1 可以中和华法林的抗凝作用。

203. 为什么华法林的抗凝作用有个体差异？

研究表明，在华法林的药物作用中有两个重要的酶（VKORC1 和 CYP29C），它们存在不同的基因类型和类型组合，可导致患者对华法林的敏感性和代谢速度存在明显的差异，继而造成华法林在不同个体间维持剂量和目标抗凝强度上的差异。目前中国医学科学院阜外医院已经小范围地开展了有关基因型检测，这将为事先筛选那些对华法林极度敏感和不敏感的患者提供非常大的帮助。

204. 患者饮食对华法林的抗凝作用有何影响？

食物可以对华法林抗凝治疗效果产生影响。在降低华法林抗凝作用方面，食物主要通过其中含有的维生素 K 发生作用。大量进食富含维生素 K 的食物肯定会影响作为维生素 K 拮抗剂的华法林的药效。关键在于保持食物种类的稳定，尤其要注意不经常食用的水果和蔬菜。紫菜、人参、鳄梨（大量食用）会减弱华法林的抗凝效果。值得注意的是，一些复合维生素制剂（善存、施尔康等）富含维生素 K，患者服用这些制剂后，会导致华法林用量加大，而停用这些制剂后，已经加大了剂量的华法林会导致国际标准化比值（INR）迅速上升至危险水平。

另外，芒果、鱼油、葡萄柚、蔓越橘（小红莓）、丹参、龟苓膏、葫芦巴籽可以增强华法林的抗凝作用。

205. 哪些药物对华法林的抗凝效果有影响？

影响华法林抗凝效果的药物有不少，其发生机制比较复杂。为了简单起见，可将这些药物分成两类。第一类是可以增强华法林抗凝作用的药物，其中最常见的是对乙酰氨基酚，包括百服宁、泰诺林等，很多感冒药中都含有此类成分。阿司匹林可以增强华法林的抗凝作用，如果阿司匹林与华法林同时服用，建议患者恒定阿司匹林的剂量，在同服开始时检测国际标准化比值（INR），直至其稳定。广谱抗生素及抗霉菌药物氟康唑亦可增强华法林的抗凝作用。此外，常用心血管药物中，地尔硫䓬、乙胺碘呋酮（胺碘酮）和他汀类降脂药［如阿托伐他汀钙（立普妥）、瑞舒伐他汀钙（可定）］会增加华法林的抗凝效果。第二类可以减弱华法林抗凝作用的药物比较少，除了含有维生素 K 的制剂外，常用的有利巴韦林、利福平、考来烯胺（消胆胺）、卡马西平、巴比妥类（是一类镇静安眠药物）和美沙拉嗪。总之，服用其他药物前应该仔细阅读其说明书，如果需要，应在用药过程中反复检测国际标准化比值（INR），避免药物相互作用带来的未被察觉的抗凝强度的变化。

206. 华法林抗凝治疗中，身体其他部位需要手术时怎么办？

心脏瓣膜病术后患者在华法林抗凝治疗时，在医生密切监测下，一般可以接受身体其他部位手术。如是非急诊手术，可在术前停用华法林数日，同时用肝素替代治疗，待术后再逐步过渡到华法林抗凝。如果是急诊手术，可以在手术前尽早静脉注射维生素 K_1 以拮抗华法林。需要注意的是，身体各个部位的手术对术后出血的容许程度是不一样的，同时，术后止血的难易程度也是不同的。

207. 华法林抗凝对育龄女性妊娠有何影响？

应用华法林进行抗凝治疗患者的妊娠与生育问题是一个比较复杂的问题。如果抗凝治疗不得当，轻可导致胎儿流产，重可造成母子双亡。抗凝治疗对妊娠和生育的影响主要体现在三个方面：①抗凝剂对胎儿的致畸性；②抗凝治疗导致的胎盘出血，包括妊娠过程中微小的多发的胎盘出血或大出血及生产过程中的出血；③抗凝剂对胎儿凝血系统的影响。

208. 孕妇口服华法林对胎儿的发育有何影响？

华法林分子量小，可以透过胎盘屏障，导致胎儿畸形。主要是颌面部的骨骼中线发育不良，如唇裂、腭裂、鼻梁塌陷等，发生在妊娠开始后 3 个月内，即胎儿形成的阶段。据报道，畸形出现的概率是 6% 左右，且与华法林的剂量有关。如果在每天 5 毫克以下，发生率就不高。中国人多在此剂量以下。此外，华法林可以导致胎儿内出血。

209. 目前机械瓣置换术后孕妇该如何抗凝?

机械瓣置换术后的孕妇在充分告知可能的风险和获益后，如果每天达到治疗目标国际标准化比值（INR）所需服用的华法林≤5mg，可以在怀孕前 3 个月继续服用华法林。如果每天达到治疗目标国际标准化比值（INR）服用的华法林>5mg，可以在怀孕前 3 个月应用剂量调整的低分子肝素，至少每天 2 次。

210. 产妇口服华法林期间可以正常哺乳吗?

华法林基本上不进入乳汁，所以产妇口服华法林后可以放心哺乳。

211. 心脏瓣膜病患者可以在术前或术后妊娠吗?

部分轻症或无症状心脏瓣膜病患者在术前可以妊娠，但需在专业医生指导下密切监测和评估，如病情加重，需及时中止妊娠以保证安全。对于瓣膜成形术或是生物瓣置换术后患者，术后 6 个月如心功能良好则可以妊娠，并且能同正常人一样顺利完成妊娠和分娩。但对于机械瓣置换术后患者需特别谨慎。首先，已知抗凝药华法林有明确的胎儿致畸性。其次，无论何种抗凝药物，妊娠期使用都有导致胎盘出血的可能。抗凝治疗的孕妇发生流产的主要原因被认为是胎盘出血。如果患者在术后非常希望生育，一定要同专业医生联系，在没有医生指导下绝不能擅自停药或擅自妊娠，否则会造成严重的后果，甚至危及生命。

212. 心脏瓣膜病育龄女性面对妊娠该如何选择人工心脏瓣膜？

使用人工机械心脏瓣膜的妇女，其妊娠和生育是一个重大的问题，关系到母子的安危。如果计划怀孕、生育，尽量在瓣膜替换手术时使用生物瓣，从根本上避开这个问题。妊娠不会加速生物瓣的损毁过程。有房颤的患者，即便使用生物瓣，仍然需要华法林抗凝治疗。如果必须使用机械瓣，应选择血流动力学效果好的双叶机械瓣。已经使用了机械瓣的患者，一定要在怀孕前向专业医师咨询，了解其过程，知晓其风险，寻求最适合患者具体情况的方案。

213. 华法林抗凝对男性生育功能会有影响吗？

目前尚无证据显示华法林对于男性的生育功能有负面影响，因此，男性瓣膜病患者术后可以生育。

214. 目前是否有新药可以替代华法林而不用经常抽血检测吗?

临床试验比较深入的有：凝血因子 X a 抑制剂如利伐沙班（商品名拜瑞妥，德国拜尔公司）、阿哌沙班（商品名 Eliquis，美国百时美施贵宝公司）。另外，还有直接凝血酶抑制剂达比加群酯（商品名 Pradaxa，德国勃林格殷格翰公司）。目前，没有哪种药物可以完全取代华法林。

215. 口服华法林期间如果有血尿该怎么办?

口服华法林期间，患者如果有血尿，应暂时停用华法林，并及时到医院抽血查国际标准化比值（INR）及血小板数，同期检查是否存在泌尿系统基础病变，如尿路感染、泌尿系结石等，以明确血尿与华法林过量有关，还是与泌尿系统原有病变有关，以便在专业医生的指导下对症治疗。一般情况下，出血后短期减量或暂停服华法林 1~2 次，出血会有所好转，亦不至于造成瓣膜血栓形成，但注意在控制出血后应尽早恢复抗凝治疗。

216. 感染性心内膜炎患者术后抗生素要用多长时间?

为防止感染复发，感染性心内膜炎患者术后在感染控制后继续用敏感抗生素治疗 4~6 周。

217. 心脏瓣膜病患者需要预防性应用抗生素吗？

心脏瓣膜病患者不管在术前或术后，当肢体受伤、伤口感染、牙周炎、肺炎、肾炎或接受一些有创性检查时，必须及时足量地预防性应用抗生素，避免细菌侵入血液，造成血行感染而导致感染性心内膜炎。同时，要预防感冒和胃肠炎的发生。

218. 瓣膜病术后一般什么时候需要来院复查，有哪些常规检查项目？

瓣膜置换手术后应坚持长期按时复查，以了解心脏和瓣膜的功能，同时，根据抗凝治疗的效果随时调整药物剂量。具体复查时间和检查项目根据患者的病情而定，并应以医嘱为准。一般认为，出院后 1 个月内，根据住院期间调整国际标准化比值（INR）的数值来决定首次复查的时间，如果国际标准化比值（INR）相对稳定，可隔周复查凝血酶原时间，若国际标准化比值（INR）不稳定需隔日复查一次。出院 3 个月后，在复查国际标准化比值（INR）的同时，需进行全面体格检查一次，包括胸部 X 线检查、心电图和超声心动图检查。如果 3 个月复查时身体恢复良好，各项指标正常，全面体格检查间隔可延长至 6~12 个月复查一次。无论手术年限长短或 PT 是否稳定，最长不要超过 3 个月复查一次凝血酶原时间，并且应尽量去固定医院抽血复查，以减少检测结果差异带来的诊断误差。

219. 心脏瓣膜置换术患者出院后该如何确定运动与工作强度？

心脏瓣膜置换术患者术后 1 个月内避免剧烈体育活动，不要推拉重物或提超过 4 公斤的物品，以免胸骨受到意外的伤害。3 个月内应限量活动，以后可逐渐增大活动量，根据自身情况参加各种体育锻炼，以不感到疲乏、心慌、气短为宜；6 个月后可恢复正常学习和工作。所有锻炼和运动均不应过度。较重的风湿性瓣膜病术后患者，可能要恢复较长一段时间，应在医生指导下逐步恢复体力活动，一般不宜像正常人一样从事重度体力劳动或剧烈体育锻炼。

220. 出现什么症状时需马上去医院就诊？

如果遇到下列情况时，提示患者可能出现心包填塞、伤口感染、血栓或出血等并发症，应立即去医院就诊。包括反复恶心、食欲不振、四肢潮凉，出现伤口部位的红、肿、热、痛，不明原因的发热，有明显心慌气短，并出现浮肿、咳粉红色泡沫样痰，皮下出血、血尿等出血倾向，发生新的心律不齐，突然晕厥、偏瘫或下肢疼痛、发凉、苍白等。病情严重时，可拨打急救电话 120 或 999，立即去医院急诊就诊。

221. 心脏换瓣术后或瓣膜成形术后可以做核磁共振检查或 CT 检查吗?

人工心脏瓣膜置换术或成形术后患者,一般可行 CT 检查。是否可行核磁共振检查,根据所植入的瓣膜或成形环材料种类而定(厂家网站查询或到医院咨询)。一般而言,若使用的是普通金属材料的机械瓣,则不能进行磁共振检查;若使用的是非铁磁性的钛合金材料,大多可以进行磁共振检查,但需到有经验的医院在密切监测下完成。另外,磁共振检查也不适用于戴有心脏起搏器的患者,因为强磁场干扰会导致起搏器停搏,引发严重危险。对于部分不能行磁共振检查的患者,可用 CT 或增强 CT 检查代替。目前中国医学科学院阜外医院手术中使用的固定胸骨的钢丝和机械与生物瓣膜在手术 3 个月以后都不影响核磁检查,但在检查时需向医院说明。

222. 亚急性感染性心内膜炎的预后如何?

亚急性感染性心内膜炎总的来说预后不良。决定预后的因素有年龄、致病菌种类、开始接受治疗的时间、病变瓣膜的部位和范围、是否存在心力衰竭、并发栓塞、动脉瘤、二重感染、心肌脓肿以及肾功能不全等。由于亚急性感染性心内膜炎症状多不剧烈,患者长期不求医或不规则滥用抗生素,使症状变得更不典型,易被漏诊或误诊,造成心内膜严重损害。但在发病 2 周以内明确诊断及正规治疗者几乎都可恢复，如果发病后较长时间才开始治疗者，存活率很低。

223. 心脏瓣膜病患者手术后为什么会发热？哪些情况要引起重视？

绝大多数患者心脏手术后会出现不同程度的发热。如果不是感染所致，则大多与体内残存的积血、积液和坏死组织的吸收有关，可不必过于紧张。这种吸收热通常持续 3~4 天，最长可有 2 周；体温大多数不超过 38℃，体温 38.5℃ 以上者非常少见，发热前一般无寒战。此外，患者亦无中毒症状，如食欲差、周身酸痛、精神萎靡等。物理降温或服用泰诺等常用退热药物往往对其有效。需要注意的是，心脏瓣膜手术心脏中多有人工异物（如人工瓣膜、补片、成形环、缝线等），一旦有微生物感染有可能发生感染性心内膜炎，若处理不当，可导致严重并发症。因此，若患者术后反复高热、寒战，血象高，应引起高度重视，及时积极诊治。

224. 瓣膜成形术后患者出院后为何还要控制血压？

瓣膜成形术后早期，由于瓣膜缝合处组织尚未愈合，术后早期应严格控制血压，以免高血压使修补后的瓣膜受力过大而撕裂。此外，大部分瓣膜关闭不全是由于患者存在瓣膜退行性病变基础，腱索组织韧性较差，血压过高可导致腱索断裂而再次引起瓣膜关闭不全。

225. 瓣膜病术后患者是否可以过性生活?

手术后如果患者已经可以轻松爬二层楼,一般来说可以恢复性生活。但如果在同房时感到疲劳或紧张,可以暂缓一段时间进行。

226. 心脏瓣膜病术后手术伤口一般何时拆线,平时该如何护理?

一般术后 1 周拆线,早期勿清洗切口,保持切口清洁干燥。如果伤口已愈合,可以开始洗澡,在医生没有允许之前不要在浴缸、游泳池中直接浸泡伤口。不要使用过热的水,并且要避免直接用水喷洒在伤口上。不要摩擦伤口,清洁伤口时要使用中性肥皂,动作轻柔,然后用干毛巾轻轻沾干伤口。这也是检查伤口变化的一个较好的时间,如有红肿、渗出情况,及时和医生取得联系。

227. 患者出院后服药应注意什么?

瓣膜置换术后患者心功能的改善和恢复需要一个过程,一般 6 个月左右,少数患者需一年以上。因此,术后半年到一年仍应给予强心利尿、心功能支持疗法,并同时加服氯化钾。在服用强心药地高辛期间，要严密观察有无洋地黄中毒症状（见下文）。

228. 瓣膜置换手术后患者服用强心药应注意什么？

瓣膜手术后大多数患者要用洋地黄制剂，如地高辛，医生要根据患者的情况决定服用强心药的时间，一般 3~6 个月。服用洋地黄时患者要自己学会观察其副作用，每日早晨清醒未起床前测自己的心率，心率小于每分钟 60~70 次应考虑洋地黄中毒，并且注意有无胃肠道不适、黄绿视等症状，若有应及时到当地附近医院检查，告诉医生你得的是什么病，所服药物的名称、剂量，出现哪些症状等，以便医生能准确及时地判断。

229. 心脏瓣膜置换手术后患者服用利尿药应注意什么？

心脏瓣膜置换术或成形术后患者一般需口服利尿药 3~6 个月，服用时长具体根据其心功能状况而定。临床上应用的利尿药主要为氢氯噻嗪（双氢克尿塞）或呋塞米（速尿）；利尿期间一般需同期服用补钾药，后者有氯化钾缓释片或枸橼酸钾颗粒等。服用利尿药患者应注意每日尿量，尿量多时需临时加大补钾量，可服用补钾药片，或补充富含钾的食物（如橘子）。

230. 患者该怎样安排心脏瓣膜手术出院后的早期生活？

手术后的 2~3 个月是克服手术创伤、进行身体康复的重要阶段，患者应认真做到以下几点：①根据体力情况，进行适度的室内外活动，要量力而行，循序渐进，以不引起心慌、气短为度，不宜疲劳；②严防感冒，如有不适，应立即就医治疗；③术后早期即可正常饮食，应增加饮食品种，以高蛋白饮食为主，适当多吃新鲜水果。身体恢复后，要保持饮食结构合理，减少高脂类和富含维生素 K 的食物；④保持心情舒畅，参加适当的娱乐活动；⑤遵医嘱按时服用所需的各种药物，注意药物副作用；⑥定期复查。

231. 心脏瓣膜置换术后患者饮食应注意什么？

心脏瓣膜置换术后患者，其早期胃肠功能恢复尚需一段时间，气管插管拔除后不要马上喝水或吃东西，一般 4 小时后护理人员会协助患者进食，胃肠蠕动恢复后可逐步过渡到正常饮食。要注意饮食搭配，科学进餐。应进食富含营养、易于消化的食物，并添加肉、鱼、蛋、奶、蔬菜、水果等。饮食不要过量，禁忌烟酒、咖啡及刺激性食物。心功能较差的患者要限制钠盐的摄入；使用利尿剂的患者，注意观察尿量及体重的变化，保持摄入量与尿量基本平衡。

232. 瓣膜病术后患者能喝茶吗？

风湿性心脏病瓣膜换瓣术后需要进行华法林抗凝治疗。茶叶有拮抗华法林的作用，故风湿性心脏病瓣膜换瓣术后尽量少喝茶。

233. 心脏瓣膜置换术后心包积液，应该怎么治疗？

根据患者心包积液的量和症状综合考虑。如超声检查提示有少量心包积液，一般无需特殊处理，可适当加强利尿或口服吲哚美辛（消炎痛）以促进积液吸收，并定期复查超声。部分患者超声检查提示有中等量以上的心包积液，合并呕吐、尿少等症状，说明心包积液对心脏已有明显压迫，需及时住院治疗，必要时需行心包穿刺术或心包开窗术以引流积液。

234. 风湿性心脏病术后三尖瓣关闭不全需要再次手术吗？

风湿性心脏病术后三尖瓣关闭不全可以再次手术治疗，修复三尖瓣或行三尖瓣替换，但必须明确肺动脉高压的原因，有可能是左心的病变所致，如主动脉瓣病变或二尖瓣人工瓣膜功能异常。如果是那样，手术就必须同时解决所有问题。

235. 心脏瓣膜术后患者对外出乘坐交通工具类型或过安检有影响吗？

心脏瓣膜病行瓣膜置换术或成形术后，患者外出旅行时可以坐车、坐船或乘飞机等交通工具，也可以通过大多数安检仪器，安检仪器不会对植入的人工瓣膜或成形环有影响。由于绝大多数患者体内留有手术时固定胸骨所用的钢丝，必要时可携带出院时医院开具的医疗诊断证明。

236. 家用电器或手机对心脏瓣膜病术后患者有影响吗？

心脏瓣膜病术后患者如未植入永久性起搏器，可正常使用常用的家用电器以及工作中的一般电器设备、仪器、仪表，也可以使用电脑、手机等现代化办公和通讯设备。

237. 患者在心脏瓣膜手术出院后有必要随身带一简要手术信息卡吗？

心脏瓣膜病手术后大部分患者由于长期服用抗凝药物，凝血功能较正常人差，如外出因意外受伤可引起严重的出血。因此，患者有必要随身携带一标注有简要手术信息及服用抗凝药名称的信息卡，以备在意识丧失或家属不在场的情况便于救治。